O PODER DE CURA
DA MEDITAÇÃO

Andy Fraser (org.)

O PODER DE CURA DA MEDITAÇÃO

Renomados especialistas em budismo, psicologia e medicina investigam os benefícios da prática contemplativa para a saúde e o bem-estar

Tradução
CLAUDIA GERPE DUARTE
EDUARDO GERPE DUARTE

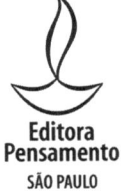

Editora
Pensamento
SÃO PAULO

Título original: *The Healing Power of Meditation.*
Copyright © 2013 Tertön Sogyd Trust.
Publicado mediante acordo com Shambhala Publications, Inc., 300 Massachusetts Ave., Boston, MA 02115 — USA.
Copyright da edição brasileira © 2015 Editora Pensamento-Cultrix Ltda.
Texto de acordo com as novas regras ortográficas da língua portuguesa.
Algumas partes do Capítulo 10, de Ursula Bates, foram publicadas originalmente em *Mindfulness-Based Cognitive Therapy for Cancer: Gently Turning Towards*, de Trish Bartley (Chichester, UK: Wiley-Blackwell, 2011), pp. 289-302.
1ª edição 2015.
Todos os direitos reservados. Nenhuma parte deste livro pode ser reproduzida ou usada de qualquer forma ou por qualquer meio, eletrônico ou mecânico, incluindo fotocópias, gravações ou sistema de armazenamento em banco de dados, sem permissão por escrito, exceto nos casos de trechos curtos citados em resenhas críticas ou artigos de revista.
A Editora Pensamento não se responsabiliza por eventuais mudanças ocorridas nos endereços convencionais ou eletrônicos citados neste livro.
Editor: Adilson Silva Ramachandra
Editora de texto: Denise de C. Rocha
Gerente editorial: Roseli de S. Ferraz
Preparação de originais: Alessandra Miranda de Sá
Produção editorial: Indiara Faria Kayo
Assistente de produção editorial: Brenda Narciso
Editoração eletrônica: Fama Editora
Revisão: Claudete Agua de Melo e Vivian Miwa Matsushita

Dados Internacionais de Catalogação na Publicação (CIP)
(Câmara Brasileira do Livro, SP, Brasil)

O Poder de cura da meditação : renomados especialistas em budismo, psicologia e medicina investigam os benefícios da prática contemplativa para a saúde e o bem-estar / Andy Fraser, (org.). — São Paulo : Pensamento, 2015.

Título original: The healing power of meditation.
ISBN 978-85-315-1917-8
1. Budismo - Psicologia 2. Meditação — Budismo 3. Meditação - Uso terapêutico I. Fraser, Andy.

15-04630   CDD-615.8528

Índices para catálogo sistemático:
1. Poder de cura : Meditação : Terapias Alternativas

Direitos de tradução para o Brasil adquiridos com exclusividade pela
EDITORA PENSAMENTO-CULTRIX LTDA., que se reserva a propriedade literária desta tradução.
Rua Dr. Mário Vicente, 368 — 04270-000 — São Paulo — SP
Fone: (11) 2066-9000 — Fax: (11) 2066-9008
http://www.editorapensamento.com.br
E-mail: atendimento@editorapensamento.com.br
Foi feito o depósito legal.

Sumário

Agradecimentos 7
Prefácio de Daniel Goleman, Ph.D. 9
Introdução 11

PRIMEIRA PARTE
Perspectivas budistas sobre meditação e saúde

1. COMPREENSÃO DA MENTE E DA MEDITAÇÃO: UMA ABORDAGEM BUDISTA DO BEM-ESTAR
   Sogyal Rinpoche 25
2. MÉTODOS DE MEDITAÇÃO NA TRADIÇÃO BUDISTA
   Jetsün Khandro Rinpoche 40

SEGUNDA PARTE
A ciência da meditação

3. BENEFÍCIOS DA MEDITAÇÃO: UMA REALIDADE CIENTÍFICA
   Dr. Frédéric Rosenfeld 55
4. TREINANDO A MENTE: O PROJETO SHAMATHA
   Clifford Saron, Ph.D. 64
5. MEDITAÇÃO E EMOÇÃO
   Erika Rosenberg, Ph.D. 85
6. MEDITAÇÃO E NEUROCIÊNCIA
   Sara Lazar, Ph.D. 98

TERCEIRA PARTE
A atenção plena nos cuidados com a saúde

7. Intervenções na medicina e na psiquiatria baseadas na atenção plena: o que significa "baseado na atenção plena"?
   Jon Kabat-Zinn, Ph.D. 111

8. Aplicações terapêuticas da meditação: redução do estresse baseada na atenção plena
   Dr. Edel Maex 137

9. A atenção plena no tratamento da depressão: observações de um clínico "descentralizado"
   Dr. Lucio Bizzini 145

10. A atenção plena em um ambiente de cuidados paliativos
    Ursula Bates 156

QUARTA PARTE
Meditação e cuidados espirituais

11. Emprego da meditação para melhorar os padrões de cuidados e o "bom tratamento"
    Dra. Cathy Blanc 177

12. Estar presentes quando nos importamos
    Rosamund Oliver 192

Notas 209
Os colaboradores 225

Agradecimentos

Sou profundamente grato às seguintes pessoas por terem ajudado a tornar este livro uma realidade:

Todos os colaboradores, por compartilharem a sua sabedoria, experiência e perspectivas exclusivas sobre o tema da meditação e da saúde — bem como pela paciência e ajuda ao preparar seus respectivos capítulos para a publicação.

Todos na Rigpa International e no Lerab Ling, na França, que inspiraram este livro, entre eles Judith Soussans e Jan Linehan, Ally Cassidy, Céline Demarcq, Volker Dencks, Andy Fitzgibbon, Mylène Ghiglione, Eszter Hoffman, Anthony Morrey, Indira Rosenthal, Vinciane Rycroft, Sam Truscott e Yessica Younes; e a Laurence Bibas e Olivier Raurich, por promoverem as apresentações.

Patrick Gaffney, Philip Philippou e Kimberly Poppe, pelos sábios pareceres, e todos os que ajudaram na edição, tradução e transcrição, entre eles, Nancy Adess, François Audétat, Karien Bezemer, Simone Blatti, Helen Cargill, Tim Carstairs, Mary Deeks, Thomas Demarcq, Helen Depret, Linda Forrester, Phoebe Frame, Winie Froeling, Elizabeth Fukushima, Anahita Hamidi, Kathy Hammer, Ian Ives, Norman Jackson, Amy Jennings, Gela Krug, Karen Lane, Sylvie Marleau, Aline Maurer, Julie Milstien, Marian O'Dwyer, Paula Overgoor, Tineke Peeters, Julia Pruy, Sébastien Reggiany, Indira Rosenthal, Janet Savin, Isabella Schlenz, Linda Selis, Erric Solomon, Marlou van Hoorn, Marieke van Vugt, Christine Westlake e Stephanie Wimmer-Davidson.

Prefácio

de Daniel Goleman, Ph.D.

Em meados da década de 1970, em Cambridge, Massachusetts, foram plantadas algumas das sementes que dariam esplêndidos frutos quatro décadas depois no Lerab Ling, um centro de meditação ao sul da França. Em Harvard, Richard Davidson e eu, com a ajuda de Clifford Saron, fazíamos pesquisas sobre a prática da atenção e da meditação como intervenção na reatividade do estresse. Em meados da década de 1970, esses temas ainda não estavam no âmbito da psicologia convencional, e nosso trabalho não foi recebido com muito entusiasmo.

Não muito longe, Jon Kabat-Zinn, que obtivera recentemente um Ph.D. do Massachusetts Institute of Technology (MIT), começava seu programa de Redução de Estresse com base na Atenção Plena, para pacientes com problemas de saúde crônicos — abordagem que na época era nova, destinada a ajudar as pessoas a lidar com doenças prolongadas, de modo a melhorar a qualidade de vida delas. Seu trabalho também foi recebido com ceticismo. No entanto, compartilhávamos a convicção primordial de que essas aplicações de prática contemplativa eram muito bem fundamentadas e poderiam beneficiar diversas pessoas, se lhes fosse dada a oportunidade. Nossa certeza era proveniente, em grande parte, de experiências pessoais na prática budista. Naqueles dias, a evidência empírica era escassa.

Devagar, ao longo dos anos, essas convicções foram confirmadas por constatações científicas que respaldam vigorosamente a ideia de que o estado mental causa impacto na nossa saúde e na maneira como nos relacionamos com as inevitáveis fraquezas do corpo. E a meditação se revelou um dos meios mais eficazes para administrar as emoções visando ao bem-estar.

Progredimos muito depois dessas primeiras incursões na área, como atesta o Congresso de Meditação e Saúde de 2010, em Lerab Ling. Assim como o próprio congresso, este livro reúne renomados especialistas com formação variada e de diversas especialidades — budismo, neurociência e medicina — para investigar, a partir de diferentes ângulos, de que maneiras a meditação pode ser mais benéfica. Alguns dos maiores pesquisadores nessa área — Clifford Saron, Sara Lazar, Jon Kabat-Zinn e Erika Rosenberg, para citar alguns — relatam suas extraordinárias constatações. No lado budista, Sogyal Rinpoche, cuja visão se tornou realidade nesse congresso, e Khandro Rinpoche oferecem um contexto tradicional, além de base para essas práticas benéficas.

Este livro não apenas inclui algumas das mais recentes pesquisas científicas e descreve a história de como a meditação se popularizou, como também oferece muitas aplicações práticas. A obra apresenta pessoas que explicam como integraram a meditação ao mundo, compartilhando experiências e recomendações, e dá exemplos comoventes de como a meditação sensibilizou muita gente, proporcionando abundantes benefícios. Essas histórias são narradas por uma variedade fascinante de pessoas, difíceis de encontrar em outros lugares: o trabalho de Ursula Bates nos cuidados com doentes terminais, as iniciativas de Edel Maex e Lucio Bizzini em psiquiatria, os treinamentos para médicos e enfermeiros de Cathy Blanc, e o ensino da meditação para agentes penitenciários e cuidadores de Rosamund Oliver. Essa amplitude será inspiradora para profissionais da área de saúde — ou para qualquer outra pessoa — que estejam pensando em introduzir a meditação em seu trabalho, ou apenas desejando experimentá-la em si mesmos.

Estou encantado por ver que tais procedimentos estão sendo revelados para um público mais amplo em *O Poder de Cura da Meditação*. E estou satisfeito por constatar que o tema é tratado de uma maneira cativante e acessível, em vez de com a aridez de uma publicação acadêmica. Espero realmente que este livro atinja o público mais vasto possível, para que essas boas notícias possam ser recebidas por muitos.

Introdução

Há alguns anos, tive a oportunidade de entrevistar o mestre budista tibetano Yongey Mingyur Rinpoche. Enquanto ele estava sentado, com as pernas cruzadas, em uma grande poltrona, trajando as vestes vermelhas de monge, fiz perguntas a respeito de suas experiências como cobaia de pesquisas científicas sobre os efeitos da meditação. Os resultados dessas pesquisas fizeram com que ele fosse rotulado de "o homem mais feliz do mundo", e eu estava curioso para descobrir exatamente como esse despretensioso lama tibetano, de fala mansa, viera a receber um título tão impressionante (o qual, como você pode imaginar, ele não levava particularmente a sério).

Mingyur Rinpoche me contou que, em 2002, fora convidado para ir ao laboratório do renomado neurocientista Richard Davidson, da Universidade de Wisconsin, Madison. Fora solicitado a oito monges, cada um com uma experiência de meditação que variava entre dez mil e cinquenta mil horas, que executassem uma gama de diferentes práticas de meditação. Enquanto faziam isso, o dr. Davidson e sua equipe utilizaram um equipamento de imagiologia do cérebro, de última geração, para avaliar com exatidão o que acontecia dentro da cabeça dos monges. Mingyur Rinpoche relembrou como recebera instruções para se deitar na plataforma retrátil de um aparelho de imagens por ressonância magnética funcional (fMRI), que mostra a atividade cerebral por meio da detecção de mudanças no fluxo sanguíneo. Depois que sua cabeça foi imobilizada, os fones de ouvido foram colocados no lugar e um cobertor foi disposto sobre suas vestes para protegê-lo do frio, ele foi posicionado dentro do que descreveu como um "grande esquife branco".

Para outro teste, uma rede de gravação eletroencefalográfica, que usava 126 eletrodos, foi colocada sobre seu couro cabeludo para medir mudanças de atividade elétrica nas profundezas de seu cérebro. Quando ele começou a meditar, conforme instruções recebidas, algo estranho aconteceu. O aparelho apresentou uma falha de funcionamento. Ou pelo menos foi o que os pesquisadores acharam que houvesse acontecido, porque os instrumentos lhes diziam que a frequência de sinais elétricos no cérebro do voluntário havia aumentado em um nível alarmante. Quando recalibraram o aparelho e recomeçaram o teste, a mesma coisa aconteceu de novo. As oscilações na banda gama foram as maiores já registradas em seres humanos, com exceção de pessoas dominadas por condições extremas, como convulsões. Mingyur Rinpoche explicou o seguinte: "Normalmente, quando o nível das ondas gama atinge determinado ponto, a pessoa fica completamente maluca, fora de controle. Obtiveram esses mesmos resultados de outros meditadores também, não apenas de mim. Quando meditávamos, as ondas gama aumentavam acima do nível normal, e, quando parávamos de meditar, as ondas diminuíam".[1]

As informações obtidas pelos pesquisadores em Wisconsin indicaram que esses contempladores budistas, longe de ser malucos, eram capazes de exercer um extraordinário grau de controle sobre a própria atividade cerebral, gerando estados mentais que eram precisos, focados, poderosos e duradouros — mesmo quando ruídos altos, que a maioria de nós consideraria extremamente perturbadores, como os gritos de uma mulher ou o choro desalentador de um bebê, eram canalizados para dentro do ouvido deles sem prévio aviso. Em resumo, a conclusão foi que a prática persistente da meditação pode modificar a estrutura do cérebro, instalando em nós uma gama de efeitos e tendências positivos, como níveis ampliados de concentração, maior satisfação e bem-estar, além de maior capacidade para enfrentar circunstâncias desafiadoras e para alimentar sentimentos de intensa compaixão, que nos deixam preparados para ajudar os outros.[2]

Esses resultados mobilizaram a imaginação do público, e fotografias de monges sendo examinados em laboratório apareceram nas páginas das revistas *Time* e *National Geographic*. Imagens chamativas de tibetanos trajando mantos e usando "redes de cabelo" eletroencefalográficas tornaram-se um símbolo poderoso da união de uma antiga tradição com instrumentos investigativos da ciência moderna. A onda de pesquisas que fora instigada desde a virada do milênio em laboratórios de Madison, São Francisco, Berkeley, Harvard, Paris e Zurique — e os resultados que foram posteriormente publicados em respeitadas publicações revisadas por especialistas — estabeleceu a credibilidade do campo emergente da neurociência contemplativa. Métodos meditativos que haviam sido desenvolvidos e aperfeiçoados ao longo de séculos no Oriente enfrentavam um sério escrutínio em condições de laboratório, revelando ter significativas implicações para a saúde física e mental das pessoas no mundo moderno. Talvez o mais importante de tudo fosse o fato de a ciência demonstrar também que esses benefícios estavam acessíveis a todos; não havia necessidade de ninguém passar metade da vida sentado, em meditação, ou adotar qualquer credo religioso ou ideologia.[3]

Um congresso pioneiro

Esse foi o contexto no qual um grupo de cientistas, profissionais da área de saúde e professores de meditação se reuniram em 2010 para o inovador congresso sobre meditação e saúde, que forneceu o conteúdo deste livro. Ao longo de dois dias, eles apresentaram um dos mais recentes estudos médicos e científicos, compartilharam perspectivas budistas sobre meditação e a mente, e apresentaram relatos originais de como a meditação está sendo aplicada hoje nos cuidados com a saúde. Não seria exagero afirmar que essas pessoas extraordinárias foram, de diferentes maneiras, pioneiras no processo gradual de trazer a meditação para a cultura predominante e oferecer seus benefícios para a porção representativa da sociedade mais ampla possível. Cada apresentação se tornou um capítulo deste livro, tendo sido editada, esclarecida pelos próprios palestrantes e, em alguns casos, atualizada, para incorporar as mais recentes pesquisas.

Este livro reflete o próprio congresso, descrevendo como a meditação se desenvolveu, ao deixar de ser uma novidade da Nova Era para se transformar em um poderoso recurso de alívio do sofrimento no mundo moderno; compartilhando profundas constatações sobre meditação e a mente a partir da essência da tradição budista tibetana; e revelando algumas das mais recentes evidências científicas, que mostram o potencial da meditação em beneficiar um amplo leque de pessoas, de maneiras surpreendentes.

O Congresso de Meditação e Saúde foi o terceiro de uma série de fóruns internacionais sobre budismo e medicina (consulte site disponível em: <www.buddhismandmedicine.org>; acesso em: 4 de dezembro de 2014) iniciados pelo mestre budista Sogyal Rinpoche, para discutir novas abordagens do tratamento e da cura do sofrimento físico e mental. O primeiro, que teve lugar em 2002, foi intitulado A Dor Física e o Sofrimento, enquanto o segundo, em 2006, abordou o tema da Depressão: o Sofrimento Mental e a Cura. O fórum de 2010 foi o primeiro congresso de grande porte na Europa a investigar detalhadamente os benefícios da meditação para a saúde, e atraiu um público formado por cientistas, médicos, enfermeiros, psicólogos, psicoterapeutas e outros profissionais da área de saúde, bem como muitos membros interessados do público em geral. Todos tiveram a oportunidade de experimentar pessoalmente diferentes tipos de meditação, tanto durante as apresentações quanto em sessões especiais dirigidas pelos instrutores de meditação.

O congresso aconteceu em um centro de convenções um tanto inusitado: um templo tibetano tradicional que não está situado nos picos elevados do Himalaia, e sim na bela zona rural no sul da França. Frédéric Rosenfeld, o psicólogo que abriu o congresso falando sobre a trajetória da meditação e da saúde ao longo do século passado, comentou que era a primeira vez que fazia uma apresentação sem usar sapatos! No entanto, foi incontestavelmente adequado que esse templo sediasse o encontro, pois pouco tempo antes ele fora inaugurado por um dos mais eloquentes defensores da interação cada vez mais fecunda do budismo com o mundo contemporâneo: Sua Santidade, o Dalai Lama.

Perspectivas budistas

No papel de líder espiritual do Tibete, o Dalai Lama incentivou o empenho de mestres pioneiros como Sogyal Rinpoche e Jetsün Khandro Rinpoche (ambos falaram no congresso) em tornar os ensinamentos de sabedoria da tradição budista tibetana acessíveis e relevantes para as pessoas hoje em dia. Sogyal Rinpoche esteve entre os primeiros mestres tibetanos a viajar e lecionar amplamente no Ocidente, e ao longo dos últimos quarenta anos apresentou milhares de pessoas à meditação, quer pessoalmente, quer por meio de seu *best-seller*, *The Tibetan Book of Living and Dying*. Ele fundou centros de meditação pelo mundo afora, incluindo o templo em Lerab Ling, na França, e instituiu programas para compartilhar a essência dos ensinamentos de Buda com profissionais da área de saúde, cuidadores e líderes empresariais. No Capítulo 1, ele apresenta a meditação como uma chave mestra que possibilita a compreensão, o domínio e a transformação da mente, a fim de liberar nosso potencial para a cura em um nível mais profundo.

Assim como Sogyal Rinpoche, Khandro Rinpoche conseguiu construir habilidosamente uma ponte entre a tradição budista tibetana, que permaneceu isolada do resto do planeta durante séculos, e o mundo moderno. Tendo sido criada em uma comunidade tibetana no exílio, ela é hoje corresponsável por um dos mais antigos e influentes mosteiros do Tibete, restaurado no norte da Índia por seu pai, Mindrolling Trichen Rinpoche. Ao mesmo tempo, seu conhecimento da língua inglesa e o ávido domínio da cultura ocidental lhe possibilitaram ensinar meditação e filosofia budista a pessoas das mais diferentes procedências. No Capítulo 2, ela nos desafia a pôr de lado todas as ideias preconcebidas a respeito do que possa ser a meditação. Esta nada tem a ver com espiritualidade, afirma. Mais especificamente, a meditação é um convite para que examinemos e modifiquemos o modo habitual de olhar para nós mesmos e para o mundo ao nosso redor: "O mais importante é que você seja capaz de reconhecer esse tremendo poder e capacidade interior do qual é dotado, e que dedique algum tempo a ele".

Evidências científicas

Além de apoiar a autêntica transmissão e preservação da tradição budista, o Dalai Lama tornou sua missão promover o envolvimento do budismo com a ciência, os cuidados com a saúde e a educação. Grande parte das pesquisas de meditação apresentadas neste livro muito provavelmente não teria sido possível sem seu incentivo e os contatos e a rede pessoal que ele formou com os cientistas envolvidos. Seu fascínio infantil pelo funcionamento de relógios, projetores de filmes e carros durante sua fase de crescimento em Lhasa, capital do Tibete, transformou-se em algo bem mais amplo quando o Dalai Lama começou a se envolver em discussões com cientistas como David Bohm, Carl von Weizsäcker, Karl Popper e Francisco Varela. Ele não deu importância ao ceticismo dos críticos, que argumentavam que os dois tipos de investigação — a contemplativa e a subjetiva por um lado, e a científica e empírica pelo outro — são fundamentalmente incompatíveis e que qualquer tentativa de colaboração seria uma perda de tempo.

Desde 1987, o Dalai Lama tem promovido diálogos anuais com destacados psicólogos, cientistas e filósofos, sob os auspícios do Mind and Life Institute. Foi em um desses encontros, em 2000, na sua residência em Dharamsala, na Índia, que ele deu início ao fluxo de atividade de pesquisa no qual Mingyur Rinpoche e seus colaboradores monges tomaram parte. "Todas essas discussões são muito interessantes", declarou o Dalai Lama, "mas de que maneira podemos realmente contribuir para a sociedade?". O desafio era claro. Quanto mais os cientistas fossem capazes de examinar, avaliar e publicar os benefícios da meditação, maior seria o potencial dela para ajudar as pessoas.

Mais pesquisas têm sido realizadas, e trabalhos publicados, em um ritmo cada vez mais intenso. Como Frédéric Rosenfeld relata no Capítulo 3, essa associação entre meditação, ciência e medicina progrediu muito desde as primeiras tentativas de se estudar os praticantes de yoga na Índia na década de 1920. Em 2007, o maior estudo sobre meditação até essa data foi realizado no estado do Colorado, nos Estados Unidos. O Projeto Shamatha é um empreendimento multimilionário que envolve sessenta meditadores não monásticos, uma equipe de pesquisadores do mundo inteiro meticulosamente selecionada e alguns dos equipamentos científicos e técnicas de avaliação psicológica mais sofisticados à disposição. No Capítulo 4, o cientista de ponta Clifford Saron apresenta uma síntese fascinante do Projeto Shamatha e uma análise dos resultados obtidos até o momento.

Pesquisadores como Erika Rosenberg e Sara Lazar pertencem a uma nova geração de cientistas que têm dedicado a carreira a investigar os efeitos da meditação sobre o cérebro e as emoções. No Capítulo 5, Rosenberg apresenta uma visão científica de como as emoções funcionam. Ela explica por que as emoções têm uma influência tão poderosa na nossa vida, como a meditação pode nos ajudar a interferir em cada estágio do processo emocional e quais são os benefícios resultantes para nossa saúde física e mental. No Capítulo 6, Lazar apresenta algumas das suas mais recentes pesquisas a respeito dos efeitos da meditação sobre o cérebro. Usando um equipamento de MRI (imagem por ressonância magnética), ela mostra que a meditação pode promover mudanças estruturais em partes do cérebro que são importantes para o processamento das emoções, bem como uma diminuição no tamanho do "centro do medo" no cérebro.

Essa segunda parte espelha a missão central deste livro: investigar, avaliar e apresentar os benefícios da meditação. Os cientistas têm o lado profissional muito aguçado para tirar conclusões arrebatadoras a respeito das implicações do próprio trabalho. Muitas dessas áreas de pesquisa requerem investigações adicionais, insistem eles, e os resultados precisam ser reproduzidos. Um editor pode ser mais liberal, de modo que tento resumir algumas das principais constatações desses estudos. Você poderá decidir por si mesmo, quando os cientistas descreverem os fatos nas palavras deles, se exagerei em meu relato.

A meditação aumenta o bem-estar, a atenção plena, a empatia, a resiliência e a capacidade de lidar com as emoções. Também reduz os estados depressivos, a ansiedade e a neurose. Mais especificamente:

- A meditação reduz a atividade da amígdala, uma parte do cérebro associada ao medo e à ansiedade, e faz com que a amígdala tenha seu tamanho reduzido.
- A meditação protege o córtex cerebral dos efeitos do envelhecimento e pode incitar a produção de telomerase, uma enzima que desempenha um papel crucial ao proteger as células do envelhecimento precoce, tendo sido associada à longevidade.
- A meditação aumenta a nossa capacidade de executar tarefas que envolvam percepção de mínimas diferenças visuais e manter-se concentrado por longos períodos.
- A meditação aumenta a atividade em partes do cérebro que têm sido associadas à depressão, transtornos de ansiedade, esquizofrenia e transtorno bipolar.
- Os meditadores que exibiram altos níveis de atenção plena também apresentaram níveis mais baixos do hormônio cortisol, que é associado ao estresse e pode afetar de modo adverso a saúde física.
- A meditação ocasiona mudanças estruturais em regiões do cérebro consideradas importantes para a regulação das emoções, a empatia e o processo de autorreferência. Pessoas que meditam intensamente expressam maior envolvimento e solidariedade quando veem outras sofrendo.[4]

Meditação e cuidados com a saúde

É claro que a pesquisa científica seria apenas uma distração fascinante e dispendiosa se suas descobertas não tivessem uma aplicação prática além dos limites do laboratório. É significativo, portanto, que nos últimos anos tenham sido criados institutos em destacadas universidades dos Estados Unidos com o propósito específico de examinar não apenas como a meditação, mas também práticas relacionadas com o cultivo da compaixão, pode ser aplicada no mundo de modo mais amplo. Isso é particularmente relevante nas áreas que requerem um elevado nível de inteligência emocional, como educação, cuidados com a saúde, assistência social e liderança empresarial.

Um dos exemplos mais influentes desse movimento de meditação na cultura predominante foi o sucesso da atenção plena. A atenção plena teve seus humildes primórdios no porão da Escola de Medicina da Universidade de Massachusetts. Corria o ano de 1979, e um jovem com um diploma de Ph.D. em Biologia Molecular, que também era um meditador, chamado Jon Kabat-Zinn, estava convencido de que as técnicas básicas de meditação poderiam ajudar pessoas que vinham "sendo negligenciadas pelo sistema de saúde". Apresentando alguns métodos fundamentais de maneira simples, estruturada e secular, Kabat-Zinn desenvolveu um programa de oito semanas que chamou de Redução do Estresse Baseada na Atenção Plena (MBSR, do inglês Mindfulness-Based Stress Reduction). Ele convenceu os médicos a lhe enviarem pacientes que não tinham reagido a formas de tratamento mais convencionais, e, à medida que os pacientes começaram a apresentar resultados, as indicações continuaram. Embora os pacientes de Kabat--Zinn estivessem lhe dizendo que a atenção plena funcionava, seu treinamento como biólogo molecular lhe ensinara a importância da abordagem baseada em evidências. Ele reagiu fomentando uma série de estudos pioneiros sobre os benefícios da meditação para a saúde, particularmente para o tratamento da dor crônica, do estresse e da ansiedade (Kabat-Zinn apresenta um relato detalhado de seu trabalho no Capítulo 7).

Avançamos três décadas, e constatamos que milhões de dólares são despendidos a cada ano em pesquisas sobre as aplicações clínicas da atenção plena, com grande parte do financiamento vindo do National Institutes of Health. Programas baseados na atenção plena afloraram no mundo inteiro, entre eles, a Terapia

Cognitiva Baseada na Atenção Plena, que tem sido extraordinariamente eficaz no tratamento de depressão recorrente. Kabat-Zinn apresentou a meditação a pacientes com câncer, viciados em drogas, prisioneiros, advogados, empresários e veteranos de guerra, para citar apenas alguns. Ouvi certa vez um professor de psicologia comentar: "Se essas técnicas fossem uma pílula, elas criariam um mercado milionário".

Começando com o próprio Kabat-Zinn, na terceira e na quarta parte do livro, ouvimos relatos de profissionais da área de saúde dos Estados Unidos, do Reino Unido, da França, Irlanda, Suíça e Bélgica que se inspiraram na experiência pessoal para levar a prática da meditação ou da atenção plena para seu trabalho e compartilhá-la com seus pacientes. Ao longo do caminho, todos esses profissionais da área de saúde viveram momentos embaraçosos — como a noite em que Kabat-Zinn passou em claro, na véspera da apresentação ao Dalai Lama do programa de Redução do Estresse Baseado na Atenção Plena, e o momento em que Rosamund Oliver se deparou com olhares céticos no semblante da equipe de funcionários de uma das prisões mais conhecidas de Londres quando foi até lá para ensinar a essas pessoas como meditar. O intuito deles sempre foi encontrar maneiras de apresentar os benefícios da meditação em uma linguagem simples e direta, e respaldar suas explicações com pesquisas publicadas. Com frequência, excluíam completamente da conversa inicial a palavra *meditação*, tendo em vista toda a bagagem cultural e religiosa que a acompanhava. A história deles compõe um vívido retrato dos desafios envolvidos nesse trabalho pioneiro, bem como as recompensas que ele pode proporcionar quando as pessoas descobrem a meditação.

O psiquiatra Edel Maex começa o Capítulo 8 com uma meditação dirigida. A atenção plena, explica ele, diz respeito a como nos relacionamos com nossos pensamentos, sentimentos e emoções. Quando encontramos um "caminho do meio" entre reprimi-los e ser arrastados por eles, a cura se torna possível. Isso é particularmente importante para os que sofrem de depressão, um estado no qual os pensamentos negativos podem chegar ao paroxismo e ficar fora de controle. No Capítulo 9, Lucio Bizzini apresenta um esboço detalhado do programa de Terapia Cognitiva Baseado na Atenção Plena, desenvolvido de modo específico como tratamento para a depressão. Para completar a seção sobre atenção plena,

Ursula Bates descreve o delicado processo de trabalhar com pacientes que recebem cuidados paliativos em uma clínica para pacientes terminais na Irlanda. Como ela explica no Capítulo 10, muitos deles encontram a atenção plena quando estão extremamente vulneráveis, tanto física quanto emocionalmente. À medida que se envolvem com a prática durante as últimas semanas ou meses de vida, as consequências podem ser bastante profundas e poderosas.

Cuidados espirituais

Além dos programas baseados na atenção plena, tem havido muitas outras iniciativas de compartilhar a meditação com pessoas das mais diferentes procedências. Rosamund Oliver e Cathy Blanc foram pioneiras em uma área que é hoje conhecida como cuidados espirituais, às vezes chamada de cuidados contemplativos. Com a orientação e o apoio de Sogyal Rinpoche, que as apresentou à meditação, elas desenvolveram maneiras de compartilhar práticas específicas da tradição budista tibetana com pessoas em funções que envolvam cuidados ou responsabilidade, como médicos e enfermeiros. A pressão sobre quem ocupa uma função que envolva cuidados pode, não raro, colocá-lo sob grande tensão, conduzindo à fadiga proveniente da compaixão e ao esgotamento. No Capítulo 11, Cathy Blanc descreve como assumiu a hercúlea tarefa de levar esses métodos a hospitais e clínicas na França, onde a linha divisória entre Igreja e Estado é rigidamente observada. No último capítulo, Rosamund Oliver narra em minúcias seu empenho em ensinar meditação em instituições como prisões e clínicas para doentes terminais, onde, apesar da reserva inicial, ela constatou que a equipe se mostrou extremamente receptiva a aprender a meditar.

Tendo sido um dia um símbolo da contracultura, a *meditação* é hoje uma palavra familiar, rotineiramente discutida na mídia, usada pela indústria da propaganda para promover os mais diferentes tipos de produtos e opções de estilo de vida, e praticada nas suas diversas formas — tanto espiritual quanto secular — por milhões de pessoas. Pergunte aos colaboradores deste livro para onde eles acham que tudo isso vai conduzir, e eles descreverão um futuro não muito distante no qual a meditação será praticada em escolas, hospitais, clínicas geriátricas, clínicas para doentes terminais, escritórios, prisões e unidades familiares no mundo inteiro, não em nome de uma religião ou sistema de crenças particular, mas apenas porque ela nos faz bem. Parafraseando Khandro Rinpoche, se chegar o dia em que todos andarmos por aí com o cérebro inundado por níveis elevados de ondas gama a ponto da anormalidade, parecendo concorrentes ao título de Pessoa Mais Feliz do Mundo, então o próprio Buda — aquele que introduziu a meditação há 2.500 anos — ficará, sem dúvida, muito satisfeito.

ANDY FRASER
Janeiro de 2013

PRIMEIRA PARTE

Perspectivas budistas sobre meditação e saúde

1

Compreensão da mente e da meditação

Uma abordagem budista do bem-estar
Sogyal Rinpoche

Sogyal Rinpoche é um renomado mestre e autor de The Tibetan Book of Living and Dying. *Neste capítulo, ele explica que a essência dos ensinamentos do Buda, bem como nossa tarefa mais importante na vida, é compreender e transformar a mente. É a meditação que ajuda a mente a se estabilizar, liberando seu extraordinário poder de cura e conferindo-nos uma profunda sensação de estabilidade, satisfação e bem-estar.*

Não importa quem sejamos, o principal objetivo de nossa vida é ser feliz. Você poderia chamar isso de essência do ser humano, porque todos compartilhamos o mesmo desejo, e o mesmo direito, de buscar a felicidade e ficar livres do sofrimento. Mas, se fizer um exame mais atento, conseguirá perceber que há dois tipos de felicidade. Um deles se baseia mais no conforto físico ou prazer, sendo a felicidade dos sentidos, ao passo que o outro se fundamenta em uma espécie mais profunda de satisfação. O primeiro tipo pode ser muito dispendioso e também se revelar bastante insatisfatório, enquanto o segundo não apenas lhe proporcionará uma completa satisfação como também não custa nada.

Diversas pessoas hoje em dia gastam muito tempo e energia tentando acumular coisas materiais. Isso significa que elas têm pouca ou nenhuma chance de pensar a respeito de desenvolver qualidades interiores como a compaixão, o entendimento, a paciência e a satisfação. Assim sendo, quando se veem diante das dificuldades e do estresse da vida, elas têm muita dificuldade em lidar com eles. No entanto, quem está em contato com aqueles sentimentos mais profundos de satisfação e paz interiores descobrirá que sua mente pode continuar feliz e tranquila, mesmo enquanto estiverem passando por sérias crises e grande sofrimento. Isso explica como algumas pessoas podem ter todas as vantagens materiais e, mesmo assim, permanecer descontentes, enquanto outras estão sempre satisfeitas e contentes, mesmo vivendo em meio a circunstâncias extremamente desafiadoras.

Os grandes santos budistas do passado costumavam dizer que somente os tolos procuram a felicidade fora de si mesmos. Os sábios e eruditos, diziam eles, sabem que a felicidade e as causas dela já estão presentes e completas dentro de nós. É por esse motivo que Sua Santidade, o Dalai Lama enfatiza com frequência que as principais características da genuína felicidade são a paz e a satisfação interiores. Tenha esses sentimentos como base para sua vida, recomenda ele, e sua mente se manterá relaxada e tranquila. E, se sua mente se mantiver relaxada e tranquila, não importam as dificuldade nem os desafios que encontrar, você não ficará perturbado nem transtornado, porque seu senso de bem-estar fundamental não se debilitará. Você será capaz de cuidar das tarefas do dia a dia, do seu trabalho e das suas responsabilidades com mais eficiência, e terá a sabedoria necessária para discernir o que fazer e o que não fazer. Por sua vez, sua vida se tornará mais feliz e, quando ocorrerem problemas, você será capaz até mesmo de revertê-los a seu favor.

Quando a nossa mente está mais em paz, a harmonia interior e a exterior a acompanham. Como as pesquisas médicas e científicas continuam a mostrar, nosso estado mental e a maneira como lidamos com o estresse e as emoções causam um enorme impacto na nossa saúde física e no bem-estar geral. O que pode ainda não estar tão claro é a crucial importância de se cuidar da mente.

Compreensão da mente

Todo o ensinamento do Buda pode ser resumido em uma única frase: "Domar a mente". Em outras palavras: "domar, transformar e conquistar a mente". Os grandes mestres afirmam com frequência que essa frase capta a essência dos ensinamentos do Buda, porque, na realidade, o objetivo — tanto dos ensinamentos quanto de toda a nossa existência — é conseguir entender a verdadeira natureza de nossa mente.

O próprio Buda declarou que toda manifestação de medo e ansiedade é proveniente da mente não *domada*. Shantideva, monge budista do século VIII, compara a mente não domada a um elefante louco e bêbado que pisoteia tudo o que encontra no caminho. A mente segue hábitos passados, antevê o futuro e, no presente, enreda-se e se perde em quaisquer pensamentos e emoções que por acaso surjam. Se a deixarmos fazer o que quiser, ela poderá nos conduzir a um intenso sofrimento. No entanto, se conseguirmos domá-la ou conquistá-la, nada poderá nos assustar ou perturbar. O Buda explicou que a ansiedade, o medo e o sofrimento só surgem nas mentes que estão sob o domínio da ilusão e da distração. Em outras palavras, não há nada a temer, *exceto* nossa mente indomada.[1]

Com nosso corpo, nossa fala e nossa mente, geramos ações, palavras e pensamentos, positivos ou negativos, e semeamos o germe das futuras consequências, sejam elas quais forem. No entanto, em um exame mais atento, podemos perceber que o mais importante desses três componentes do nosso ser é a mente, sendo o corpo e a fala meramente servos dela. Em poucas palavras, a mente é o chefe. É por esse motivo que, nos ensinamentos tibetanos, a mente é chamada de "o rei responsável por tudo" — *kun jé gyalpo* —, o princípio universal da hierarquização.

Como disse o Buda:

Nós somos o que pensamos.
Tudo o que somos se origina com os nossos pensamentos.
Com os nossos pensamentos formamos o mundo.
Fale ou aja com a mente impura
E problemas o seguirão
Como a roda segue o boi que puxa a carroça.
Somos o que pensamos.
Tudo o que somos se origina com os nossos pensamentos.
Fale ou aja com a mente pura
E a felicidade o seguirá
Como a sua sombra, inabalável.[2]

No mesmo espírito, Shakespeare fez Hamlet dizer: "Não existe nada bom ou mau; o pensamento é que torna as coisas assim".[3]

A mente, portanto, é a origem de tudo — a criadora da felicidade e a criadora do sofrimento, a criadora do que chamamos de *samsara* e do que chamamos de *nirvana*. A palavra sânscrita *samsara* significa o ciclo da existência, de nascimento e morte, caracterizado pelo sofrimento e determinado por nossas emoções destrutivas e ações perniciosas. *Nirvana* significa "o estado além do sofrimento e da tristeza"; pode ser considerado o estado de Buda ou a própria iluminação.

Há um verso de Shantideva que considero intensamente comovente, além de devastadoramente verdadeiro:

Embora ansiando por ser felizes, na sua ignorância,
Eles destroem o próprio bem-estar, como se ele fosse o pior inimigo.
Embora anseiem por se livrar do sofrimento,
Precipitam-se de cabeça em direção ao sofrimento.[4]

Essa é uma descrição sucinta de *samsara*. Embora desejemos a felicidade, parecemos fazer todo o possível para amontoar sobre nós grande sofrimento. Nossos objetivos e nossas ações estão em completo desacordo. No entanto, para ser claro, a vida em si não é *samsara*; *samsara* é a maneira confusa e fantasiosa que escolhemos para viver. Por carecer da sabedoria do discernimento, deixamos que emoções destrutivas, como o desejo intenso, a raiva e a ignorância, nos impulsionem rumo a ações prejudiciais. O resultado é o sofrimento, tanto para nós mesmos como para os outros.

Se soubermos usar a mente, e se viermos a compreendê-la, e a sua verdadeira natureza, não haverá nada mais maravilhoso. Tornamo-nos mestres do nosso eu, e a mente se torna a fonte da liberdade. Lamentavelmente, se não soubermos usar a mente, sendo dominados por pensamentos e emoções perturbadoras, ela poderá se revelar nosso pior inimigo, um verdadeiro pesadelo. O poeta Milton resumiu o que acabo de descrever em *Paraíso Perdido*:

A mente é o seu próprio lugar e, em si mesma,
pode fazer do Céu um Inferno e do Inferno um Céu.[5]

Saber que a mente é a origem de tudo é compreender que somos, em última análise, responsáveis tanto pela nossa felicidade quanto pelo nosso sofrimento. Está em nossas mãos. E, como cada vez mais descobrimos hoje em dia, embora a mente possa contribuir para a debilitação da saúde, ela também possui um extraordinário poder de cura. Isso significa que a felicidade e a totalidade são completamente tangíveis, estando inteiramente ao nosso alcance.

Aparência e essência da mente

Ora, se afirmamos que a mente é a criadora do *samsara* e do *nirvana*, você poderia muito bem perguntar: "Que tipo de mente cria o *samsara*? Que tipo de mente cria o *nirvana*?". Essa pergunta pode ser a mais importante de toda a nossa vida. E a resposta é revolucionária. Ela é o segredo de tudo.

O grande mestre tibetano Tulku Urgyen Rinpoche com frequência explicava o seguinte:

Samsara é a mente voltada para fora, perdida em suas projeções;
Nirvana é a mente voltada para dentro, reconhecendo sua verdadeira natureza.

Se alguém nos perguntasse: "O que é a mente?", quase todos responderíamos: "Meus pensamentos, minhas emoções e meus sentimentos". Mas, de acordo com os ensinamentos de Buda, essas coisas formam apenas um dos aspectos da mente. Os ensinamentos nos dizem que a mente tem dois aspectos: a aparência e, o que é mais importante, a essência ou natureza da mente. Sua Santidade, o Dalai Lama não raro descreve esses dois aspectos como "aparência e realidade". Todos os pensamentos e emoções são meramente a aparência da mente, como os raios de luz que afluem do Sol. Há porém a própria natureza da mente, como o próprio Sol em toda a sua glória. Esse é o entendimento extremamente importante.

Enquanto estamos perdidos nas projeções da aparência da mente, não temos a menor ideia de como poderia ser essa essência. Erroneamente, identificamo-nos com pensamentos e emoções, e os aceitamos como sendo tudo o que somos. Assim, se tivermos um pensamento positivo, concluímos que somos bons, e, se tivermos um pensamento mesquinho, nos condenamos por ser terríveis e indignos. Tratamos os pensamentos como algo muito importante, os levamos extremamente a sério e concebemos os mais diferentes tipos de histórias, que acreditamos ser reais e sólidas, e às quais nos agarramos, como se nossa vida dependesse delas. Mas, no final, elas são apenas produtos da nossa mente. Dissolvem-se e desaparecem. Pergunte a si mesmo: onde estão todos os pensamentos que você teve esta manhã? Eles não existem. Eram efêmeros, impermanentes, e mudavam constantemente. E alguém vê os seus pensamentos? Você os vê? Eles apenas vêm e vão embora, mas lhes atribuímos enorme importância. Eles surgem e se acomodam sozinhos, com bastante naturalidade, exatamente como as ondas que surgem e depois se acomodam, de volta ao oceano. Como disse o grande mestre budista indiano Tilopa a seu discípulo Naropa:

Não são as aparências que o restringem, e sim a avidez.
Portanto, abandone a avidez, Naropa, meu filho.

Podemos pensar em aparências, pensamentos e emoções como sendo nuvens, ao passo que a verdadeira natureza da mente é como o céu. Embora as nuvens possam cobrir o céu, se você pegar um avião e voar bem acima delas, encontrará um espaço infinito de um límpido azul que nunca é tocado pelas nuvens. Da mesma maneira, pensamentos e emoções não são de fato nossa mente; apenas passam, como as nuvens. É tudo uma questão de perspectiva: se encaramos os pensamentos e as emoções da maneira como o céu vê as nuvens, ou se os encaramos como alguém no chão olhando para cima e incapaz até mesmo de acreditar que existe um céu lá em cima, além das nuvens.

Precisamos lembrar a nós mesmos que os pensamentos e as emoções são apenas um dos aspectos da mente, mas não a mente propriamente dita, e tampouco o aspecto mais importante. Quanto mais nos concentramos em nossos pensamentos e emoções, tentando entendê-los ou buscando respostas, mais constatamos que a paz de espírito se esquiva de nós. Portanto, não tente entender todos os seus pensamentos e emoções; eles simplesmente não têm fim. É como se você mandasse um amigo procurar uma pessoa e seu amigo se perdesse, e você tivesse que enviar uma segunda pessoa para procurar por eles, depois uma terceira... e assim por diante. Além disso, ao nos demorarmos nas projeções e aparências da mente, olhamos na direção errada, como se estivéssemos virados para o oeste esperando o Sol nascer. Como escreveu o grande mestre tibetano Patrul Rinpoche: "É como deixar o seu elefante em casa e procurar as pegadas dele na floresta". Em vez de procurar pelo elefante propriamente dito, perseguimos as pegadas — nossos pensamentos e emoções —, e tudo o que conseguimos é nos levar cada vez para mais longe de nós mesmos e da verdadeira natureza da nossa mente.

Os antigos gregos tinham um ditado: "Conhece-te a ti mesmo", que estava esculpido no templo em Delfos. Conhecer a si mesmo é conhecer e compreender a essência e a natureza da mente. Essa é a tarefa mais importante na vida. Padmasambhava, o grande mestre que consolidou os ensinamentos do Buda no Tibete no século VIII ou IX, disse o seguinte:

Não tente chegar à origem de tudo:
Vá diretamente para a origem da mente.
Quando você chegar à origem da mente,
Você conhecerá a coisa que libera tudo.
Se você deixar de compreender a origem da mente,
Você poderá saber tudo, mas não entenderá nada.

Nossa mente é uma coisa curiosa. Em determinado momento pode ser argumentativa, teimosa e inquieta, e fervilhar com um número tão grande de pensamentos e emoções que poderíamos ficar malucos. Mas, se você souber como direcionar a mente para dentro, no momento seguinte os pensamentos e as emoções, de maneira repentina, dissolvem-se e evaporam. Em questão de segundos, a mente pode ser totalmente transformada. Quando falamos a respeito de "direcionar a mente para dentro", não significa nos tornarmos introvertidos ou retraídos; significa apenas não deixar mais que a mente se perca em pensamentos e emoções nem continue a se projetar externamente. Significa manter a mente em seu estado natural: voltando-se ligeiramente para dentro, a fim de contemplar a face de sua verdadeira natureza.

O impressionante é que, no momento em que você para de se projetar externamente e direciona a mente para dentro, algo extraordinário pode acontecer. Meu mestre, Dilgo Khyentse Rinpoche, costumava dizer o seguinte:

Não deixe que sua mente se distraia.
Olhe, diretamente, para a própria natureza dela.

Porque, o tempo todo, o ponto crucial é exatamente *onde* sua mente está, ou a direção para a qual está voltada: se está olhando para fora, perdida em pensamentos e emoções, ou enxergando interiormente, reconhecendo sua verdadeira natureza.

A mente é como um cristal; sua essência ou natureza fundamental é sempre pura, imaculada e imutável. Mas, assim como o cristal adota a cor da superfície sobre a qual você o coloca, verde ou vermelho, a mente se tornará qualquer coisa que deixemos ocupá-la, seja compaixão, raiva ou desejo.

É a maneira como pensamos ou percebemos que define nossa realidade. Portanto, se conseguirmos domar, transformar e conquistar a mente, transformaremos nossas percepções e toda a nossa experiência, e, como resultado, até mesmo as circunstâncias e outras aparências começarão a mudar e parecer diferentes.

Lembro-me de uma conversa que aconteceu há alguns anos entre o Dalai Lama e Aaron T. Beck, criador da terapia cognitiva. Ela pareceu causar uma profunda impressão em Sua Santidade. O dr. Beck explicou que, na sua experiência pessoal, quando temos uma forte explosão de emoção — raiva, por exemplo —, 90% do tempo dissimulamos a realidade acrescentando todos os nossos preconceitos e a nossa visão distorcida das coisas. Sua Santidade concordou, comentando que, embora possa haver alguma base para que encaremos determinada situação como positiva ou negativa, exageramos o aspecto "bom" ou "mau", o que nos leva a reagir com um forte apego ou raiva.[6]

Sempre que encaramos uma situação do ponto de vista da raiva, portanto, podemos dizer que há 90% de projeção mental, e que somente 10% corresponde à realidade. Por outro lado, se a mente estiver calma e tranquila, teremos muito mais facilidade em permanecer objetivos e enxergar a realidade como ela é.

Em geral, contudo, a mente se espalha por toda parte e, como gosto de dizer: "Ninguém fica em casa". Estamos sempre *fazendo* coisas, sempre falando e sempre pensando, mas não temos nenhuma ideia de quem pratica a ação, de quem fala e de quem pensa. Na maioria das vezes, nem mesmo sabemos, ou talvez nunca tenhamos sabido, qual é o propósito implícito do que fazemos. Apenas fazemos as coisas de modo automático. E, quando não estamos ocupados e nossa programação não está cheia, ficamos quase constrangidos.

Perdemos uma coisa incomensuravelmente preciosa: o nosso senso de ser. Nós não sabemos como simplesmente ser, sem nenhuma programação. É por isso que não conseguimos nos sentir satisfeitos. O filósofo francês Pascal escreveu o seguinte: "Todas as dificuldades do homem são causadas pela sua incapacidade de se sentar sozinho, quieto, em um aposento".[7] É verdade: somos acossados por uma sensação de inquietação; a velocidade e a agressividade dominam nossa vida. Não sabemos como nos estabilizar, entrar em contato conosco e encontrar nosso centro.

Precisamos aprender a ser.

Meditação e seus métodos

Há muitas maneiras de descrever a meditação. Podemos dizer que meditação é clarear a mente, conhecer a própria mente ou vir a entender e trabalhar com a mente. Podemos dizer que meditação é um processo que envolve superar a aparência dos pensamentos e das emoções, e penetrar lentamente na natureza da mente. Por meio da prática da meditação, podemos nos libertar da fixação em pensamentos e emoções, e começar a desenvolver a capacidade de permanecer mais na essência e na natureza da mente, em vez de na sua interminável variedade de aparências. A prática da meditação também confere estabilidade à mente. Ao mesmo tempo, a meditação desperta em nós uma profunda sensação de bem-estar — uma das razões pelas quais ela é tão benéfica para a nossa saúde física e mental.

A meditação pode ser apresentada como um tema ao mesmo tempo vasto — com seus vários estágios e níveis — e extremamente profundo. Mas os fundamentos da meditação são na verdade muito simples, de modo que não há motivo para se sentir amedrontado nem oprimido. Qualquer pessoa pode meditar — qualquer pessoa, e você pode meditar praticamente em qualquer lugar e a qualquer hora.

A primeira prática de meditação, e a mais fundamental, é deixar a mente se acomodar em um estado de "calma permanência", no qual ela encontrará paz e estabilidade, e poderá repousar em um estado sem distrações. Esse tipo de meditação é conhecido como *shamatha* em sânscrito, e *shyiné* em tibetano. Quando você começa a meditar, pode usar um apoio: por exemplo, olhar para um objeto ou uma imagem de Buda, ou de Cristo, se for um praticante cristão; usar um mantra ou cântico; ou observar a respiração de maneira suave e atenta, algo que é comum a todas as tradições espirituais.[8] Com o tempo, você também pode passar a usar qualquer coisa que venha a experimentar através dos cinco sentidos como apoio ou objeto de meditação; qualquer coisa que você veja, ouça, prove, cheire ou toque, bem como quaisquer pensamentos ou emoções que possa estar vivenciando. Essa abordagem é conhecida como "*shamatha* com apoio".

O propósito de qualquer um desses métodos é ajudar a mente a não se distrair. Todos conduzem ao mesmo resultado. Se estiver usando a respiração como apoio para sua prática, você conduz a atenção da mente de uma maneira extremamente suave e atenta para a respiração. Quando expirar, saiba apenas que está expirando; ao inspirar, saiba apenas que está inspirando. Nenhum outro pensamento, conceito ou comentário é necessário, porque, além do puro conhecimento, nada mais está envolvido. Não existe nenhuma análise e nenhuma conceituação; apenas o puro conhecimento, a pura atenção plena e a pura percepção consciente.

Portanto, mantenha-se disciplinado em continuar a direcionar a mente para a respiração. Se se distrair, no instante em que se lembrar, apenas direcione a mente de novo para a respiração. Nada mais é necessário. Até mesmo perguntar a si mesmo: "Como pude me distrair tanto?" é apenas outra distração. A simplicidade da atenção plena, de continuamente direcionar a mente para a respiração, ou o que quer que esteja usando como objeto para sua prática de meditação, aos poucos o acalmará.

Gosto muito deste exemplo. Quando você está tentando fazer um bebê dormir, ele vai querer começar a brincar, e, se você ceder, ele ficará cada vez mais excitado e nunca irá dormir. O truque é abraçar o bebê e permanecer tranquilo com ele; com o tempo, ele se acalmará. A mente é exatamente igual: no início, ela poderá ficar muito agitada. No entanto, por mais agitada que ela fique, continue a direcioná-la, repetidamente, para a simplicidade da respiração. Aos poucos, a mente se acomodará na própria mente. E você saberá mais como *ser*.

Como escrevi em *The Tibetan Book of Living and Dying*:

O que é muito importante, algo que os mestres sempre aconselham, é não se fixar enquanto estiver praticando a concentração da calma permanência. É por isso que eles recomendam colocar apenas 25% da sua atenção na atenção plena da respiração. Por outro lado, como você talvez tenha notado, a atenção plena por si só não é suficiente. Embora você deva observar a respiração, depois de alguns minutos você pode se pegar jogando uma partida de futebol ou estrelando o próprio filme. Assim, outros 25% devem ser dedicados a uma percepção consciente contínua e vigilante, percepção essa que supervisiona e verifica se você está atento à respiração. Os restantes 50% da sua atenção são deixados em uma ampla permanência.[9]

É claro que os percentuais exatos não são tão importantes quanto o fato de que os três elementos — a atenção plena, a percepção consciente e a amplidão — estejam presentes.

De modo gradual, com a prática, você descobrirá que é capaz de descansar a mente, de maneira consciente e sem distrações, no momento presente, sem precisar de nenhum apoio ou objeto particular. Nesse ponto, você pode abandonar por completo o método e praticar o que é chamado de "*shamatha* sem apoio". Você talvez esteja se perguntando como poderá descansar a mente sem um apoio. Tudo o que precisa fazer é diminuir o controle, relaxar e deixar que a sua mente, sem distrações, permaneça atenta ao momento presente. Você descansa em um estado de puro conhecimento, consciente de tudo o que se passa pela sua mente. Você não tenta bloquear nem seguir quaisquer pensamentos, emoções e sentimentos que possam surgir. Eles vêm e vão embora, como o vento. O segredo é não pensar a respeito deles, deixando que fluam através da mente, enquanto você a mantém livre de "reflexões posteriores".

Enquanto descansa nessa percepção consciente, você se dá conta de que é muito maior do que os seus pensamentos, emoções e percepções. Ao mesmo tempo, você compreende que não precisa ter medo dos seus pensamentos, porque eles *não são você*. As emoções *não são você*. Você pode se livrar deles, e quanto mais faz isso, mais você entra em contato com a segurança de sua verdadeira natureza, começando a se tornar o senhor da sua própria mente.

Enfim, vamos dar uma rápida olhada na meditação em nível mais profundo. Nesse nível, a meditação significa apenas descansar na própria natureza da mente, sem manipular, planejar ou alterar qualquer coisa. Os grandes mestres do passado tinham uma máxima maravilhosa. Lembro-me de que ela foi uma grande revelação para mim na primeira vez que a ouvi, porque essas duas linhas mostram não apenas o que é a natureza da mente, mas também como trazê-la para a nossa experiência e permanecer nela, o que é a prática da meditação no mais elevado nível. Em tibetano, o trecho é muito bonito, possuindo uma cadência quase musical:

chu ma nyok na dang
sem ma chö na dé

Em uma tradução aproximada, significa:

A água, se você não a agitar, se tornará clara.
A mente, se permanecer inalterada, encontrará sua paz natural, bem-estar, felicidade e bem-aventurança.

O que considero tão impressionante a respeito desse ensinamento é a ênfase na naturalidade, em deixar a mente simplesmente ser, inalterada, sem mudar absolutamente nada. Não há o mais leve indício de planejamento, falsificação ou manipulação. Porque o problema da mente é que estamos sempre inventando, sempre tramando, sempre manipulando por meio do pensamento.

O grande mestre tibetano Longchenpa disse o seguinte:

Não altere, não altere,
Não altere a sua mente.
Não se apegue, não se apegue,
Não se apegue à sua mente.
Altere e altere, e você agitará as turvas profundezas da mente,
E uma mente que é alterada obscurece sua verdadeira natureza.[10]

O que é verdadeiramente extraordinário é que *não alterar* a mente ocasiona em nós a maior mudança de todas. Trazemos conosco uma história tão longa de ficar enredados em pensamentos e emoções, que partimos do princípio de que deve ser quase impossível chegar à natureza da mente, mas na verdade ela está disponível para nós imediatamente. Em questão de segundos, podemos descobrir a paz de nossa verdadeira natureza. É nesse ponto que começamos a compreender que essa paz está conosco o tempo todo; ela nunca se separa de nós.

Teremos então descoberto também o verdadeiro e supremo propósito da meditação, que é despertar em nós a natureza da mente, semelhante à do céu, e nos apresentar a percepção consciente pura e imutável que está no cerne de toda a nossa experiência. Certa vez, eu a descrevi da seguinte maneira:

> À medida que nossos pensamentos e emoções, como as nuvens, dissipam-se, a extensão semelhante ao céu de nosso verdadeiro ser é revelada, e, brilhando a partir dela, revela-se também nossa verdadeira natureza, que é como o Sol. E, assim como tanto a luz quanto o calor resplandecem a partir do Sol, a sabedoria e a compaixão amorosa se irradiam da natureza mais profunda da mente. O apego a um falso eu, ou ego, dissolve-se, e apenas descansamos, o máximo possível, na natureza da mente, esse estado extremamente natural que é desprovido de qualquer referência ou conceito, esperança ou medo, em uma segurança silenciosa embora ascendente — a forma mais profunda de bem-estar imaginável.[11]

Meditação e bem-estar

Mencionei anteriormente a importância da paz interior e da profunda satisfação mental, e de seu poder de transformar nossa vida. A verdadeira satisfação acontece, como vimos, quando não nos perdemos em histórias nem em projeções; quando direcionamos a mente para dentro; e quando redescobrimos o senso perdido de "simplesmente ser". Dizem que você se torna então como um velho sábio que observa uma criança brincando. Sem a menor necessidade de seguir ou acreditar em seus pensamentos e emoções, você apenas permanece relaxado e consciente de tudo o que se passa na mente, exatamente do jeito que é. O que quer que surja não conseguirá de modo nenhum perturbá-lo nem afetá-lo. E, enquanto observa a si mesmo, e reconhece a rapidez com que sua mente se volta para fora, desfiando uma história atrás da outra, você pode até mesmo sorrir, ou rir delicadamente de si mesmo, observando como a mente pode ser ridícula e absurda, em especial à luz de tudo o que compreendeu sobre a essência e a natureza dela.

As pesquisas a respeito do impacto da meditação estão constantemente revelando seus maravilhosos efeitos de cura sobre a mente e o corpo. À medida que a mente se acomoda na prática da meditação, algo extraordinário parece acontecer. Em primeiro lugar, a mente inquieta, pensante, tranquiliza-se em um estado de profunda paz interior; os aspectos dispersos e fragmentados voltam a se reunir, e podemos nos tornar completos. Aquelas vozes, ordens e sentimentos contraditórios que lutam para controlar nossa vida interior se estabilizam e se tornam amigáveis; a dor e a angústia de lutar contra nós mesmos se dissolve; e o perdão profundo e compassivo a nós torna-se possível. No todo, observamos que, com a prática regular da meditação, a negatividade é aniquilada; a velocidade e a agressividade são pacificadas; a frustração, a tensão e as emoções turbulentas são neutralizadas; e a crueldade, a violência e a iniquidade dentro de nós são removidas, revelando um inerente "bom coração", bem como a bondade e a afabilidade fundamentais, que são nossa verdadeira natureza. É por esse motivo que sempre digo que a meditação é um verdadeiro "desarmamento interior".

Além disso, como um número cada vez maior de pesquisadores nos diz hoje em dia, com a prática regular da meditação temos a tendência de desfrutar um maior bem-estar físico e uma saúde melhor. Tornamo-nos "confortáveis na própria pele", ficamos felizes e contentes com quem somos, e a autoconfiança, a autoestima e o senso de valor pessoal aumentam. Depois, naturalmente, quanto mais entramos em contato com quem de fato somos por intermédio da meditação, mais podemos também entrar em contato completo com *os outros*. Pessoas e situações difíceis que em geral poderiam ter nos prejudicado ou representado um enorme problema são suavizadas, e fica mais fácil lidar com elas. Conflitos são resolvidos, e constatamos que ficamos mais propensos a estar em harmonia com os outros, além de nos tornarmos mais agradáveis — porque nossa mente está relativamente livre e descomplicada — e nos revelarmos uma excelente companhia!

Com a prática da meditação, o ambiente da mente e do coração se transforma, e, com isso, o ambiente externo também pode mudar, de modo que, onde quer que estejamos, possamos encontrar satisfação e felicidade, e começar a enxergar a beleza em coisas simples. À medida que gradualmente integramos a meditação à nossa vida cotidiana, e a atenção plena e a percepção consciente começam a permear nossas ações, palavras e pensamentos, desenvolve-se em nós certa simplicidade, estabilidade, segurança e disposição com as quais podemos enfrentar a vida e a complexidade do mundo com serenidade, compaixão, calma e humor.

2

Métodos de meditação na tradição budista

Jetsün Khandro Rinpoche

A meditação atualmente pode não ser tão misteriosa quanto foi um dia, mas realmente entendemos seu verdadeiro propósito? E o que ela tem a ver com chumaços de algodão, jumentos e cenouras? A eminente mestre budista tibetana Jetsün Khandro Rinpoche começa explicando as origens da palavra meditação, *e como ela nos conduz à responsabilidade pessoal de moldar nosso mundo interior e exterior. No silêncio e na quietude da meditação, desafiamos a maneira habitual de ver as coisas e descobrimos a tremenda capacidade e potencial que todos nós possuímos.*

Vou falar sobre as duas coisas mais importantes para os seres humanos: medicina e — eu adoraria dizer budismo, mas vamos manter as coisas genéricas — filosofia espiritual.

Meditação é uma palavra que ouvimos muito comumente hoje em dia, a ponto de, quando eu a pronuncio, as pessoas terem os mais diferentes tipos de ideias a respeito do que possa ser. Essas ideias variam desde imagens estereotípicas de ascetas meditando na Cordilheira do Himalaia, sábios em pé ou deitados em camas de pregos, ou pessoas que mantêm uma posição mumificada em cavernas profundas sem comer nem falar durante muitos anos, até times de futebol ou basquete meditando antes de um jogo, prisioneiros seguindo programas de meditação nas prisões ou salões de beleza onde você pode fazer uma meditação terapêutica antes de receber uma massagem facial. Oprah Winfrey vem falando sobre meditação. Sua Santidade, o Dalai Lama vem falando sobre meditação. Temos uma vasta gama de empregos da palavra. Isso nos trouxe a um ponto no qual as pessoas buscam a meditação ou deixam de buscá-la por causa dessas suposições preconcebidas do que é meditação.

Embora o difundido conhecimento de qualquer conceito gere resultados positivos, há também um inconveniente, se não investigarmos o assunto mais diretamente e, em vez disso, aceitarmos nossas suposições preconcebidas sobre o que ele possa ser.

Tendo em vista a variedade de conceitos a respeito do que é meditação, começaremos examinando o conceito literal da palavra. Com base na perspectiva budista, meditação deriva originalmente do termo sânscrito *samadhi*. Se analisarmos em detalhes o significado literal desse termo, chegaremos a algo muito mais simples: manter um estado de equilíbrio imparcial — um estado de equilíbrio ou serenidade, mas com a qualidade do desapego.

Desapego não significa "jogar fora" ou "não ter sentimentos a respeito do assunto". Decididamente não significa negar, ou obstruir, a tendência natural da mente de projetar as coisas. Imagine que você esteja prestes a entrar em uma fábrica de algodão. Antes de entrar, você espalha cola no corpo inteiro e depois faz a seguinte exigência: "Não quero que nenhum chumaço de algodão grude no meu corpo, mas tampouco removerei a cola dele". Em seguida, você entra na fábrica de algodão. É claro que a cola, devido à natureza dela, fará com que chumaços de algodão grudem em você. Na linguagem meditativa, esse tipo de aderência é chamado de debate ou engodo; aqui, chamamos de apego. O estado de apego ocorre quando você fica enredado e cria uma narrativa semelhante à de uma novela na qual quatro personagens representam seus papéis durante vinte anos. A narrativa continua a se multiplicar, e você exagera as situações. Você cria na mente um estado repleto de avidez e apego.

Com base no ponto de vista da meditação, *samadhi* significa produzir na mente uma situação que possibilita um estado de repouso dentro de um equilíbrio imparcial. A palavra tibetana que usamos para o mesmo conceito é *ting nge dzin*. Ela pode ser literalmente traduzida como "permanecer em estado de concentração" ou "sustentar a concentração". Sustentar a concentração sem fixação. Coloquialmente, usamos a palavra *gom*, que hoje em dia é muito traduzida como "meditação", mas *gom* significa, em termos literais, "familiaridade", e não "meditação". Se examinarmos essas expressões — "criar um estado dentro de si mesmo que é um *continuum* de equilíbrio de percepção consciente", "tornar-se familiarizado em manter o foco ou a concentração sem fixação" —, será muito mais fácil entender o que queremos dizer com meditação.

A meditação não tem nada a ver com a espiritualidade propriamente dita. Muitos estudiosos discordam prontamente de mim sempre que afirmo isso. No entanto, se você investigar com cuidado a meditação, constatará que minha afirmação é verdadeira. Vou contar uma história que permaneceu comigo a vida inteira. Fui criada com outras crianças em uma comunidade de refugiados tibetanos no norte da Índia. Costumávamos ganhar lindos livros de história, doados para que pudéssemos ler e aprender inglês. De todos esses livros, os meus favoritos eram os de uma série a respeito do Macaco Esperto e do seu amigo, o Jumento Idiota. Em uma das histórias, o Jumento Idiota decide participar de uma corrida de cavalos. Todo mundo tenta convencer o Jumento Idiota de que ele não ganhará a corrida, afirmando: "Você é um jumento e, além disso, é realmente idiota. Só vai conseguir passar vergonha, isso sim!" O Macaco Esperto, em particular, tenta desencorajar o amigo Jumento Idiota, mas este último insiste terminantemente em participar, e se posiciona na linha de largada, pronto para o início da corrida.

A corrida começa, mas o Jumento Idiota não se mexe, porque sua natureza é ser teimoso. Todos os amigos do Jumento, no entanto, tentam fazê-lo se mexer. Enfim, o Macaco Esperto tem uma ideia. Salta sobre o dorso do Jumento Idiota segurando uma vara de pescar com cenouras, que ficam penduradas na frente da cara do jumento. Este último vê o feixe de cenouras e fica inspirado a tentar alcançá-las, mas, quando ele avança, a vara de pescar também avança, e, em decorrência, o mesmo acontece com as cenouras. O Jumento Idiota acaba vencendo a corrida, não por causa da corrida em si, mas devido ao feixe de cenouras.

Tenho um profundo respeito por todos os líderes espirituais, mas aprendi com o tempo que a religião e a espiritualidade são como o feixe de cenouras. O objetivo da competitividade é tornar os seres humanos civilizados e possibilitar que gerem a percepção consciente de seu potencial interior. Mas nós, conhecidos como seres humanos — que fazemos parte de uma espécie sábia, a mais inteligente de todas as espécies vivas —, estamos dispostos a fazer as coisas de uma maneira simples? Não somos parecidos com o Jumento Idiota? Enquanto não encontramos um resultado, algo para obter, a aquisição de um lucro, alguma coisa que nos faça competir e alcançar a vitória, estamos dispostos a fazer as coisas de uma maneira simples? Não.

Sendo assim, os grandes e bondosos mestres, como o Macaco Esperto, inventaram a maravilhosa ideia de um feixe de cenouras em uma vara de pescar. Alguns chamam isso de céu, outros de iluminação, outros ainda de virtude, alguns de mérito, outros de *bodhisattvas*, anjos, poderes divinos, energia — não importa. Apenas participe da corrida, chegue em primeiro lugar e pegue a cenoura, independentemente do que ela possa representar.

Ao examinar a situação dessa perspectiva, é possível abordar a meditação como algo menos ameaçador. Você não se encontra em uma posição na qual é seduzido a meditar. Mais exatamente, não importa que a chame de meditação ou de um *continuum* de equilíbrio que você cria na mente. O mais importante é que você seja capaz de reconhecer esse tremendo poder e capacidade interior do qual é dotado, e que dedique algum tempo a ele. Se você se sentir inspirado a chamá-lo de meditação, então é isso que é a meditação. Muitos de nós não meditaríamos, e não despertaríamos para o nosso potencial interior, se ele não nos fosse apresentado na forma dos ensinamentos do Buda iluminado; se não fosse uma filosofia ensinada por nossos amados mestres. Por outro lado, muitas pessoas podem meditar sem toda essa parafernália. Isso é completamente aceitável, e, de todas as pessoas que não se importariam nem um pouco com isso, a primeira seria o próprio Buda.

Apesar disso, se nos basearmos no significado literal do termo *meditação*, é preciso estar conscientes de nosso potencial interior. Existem inúmeras técnicas e métodos de meditação budista. Na realidade, a quantidade de tipos particulares de meditação é equivalente à quantidade de pessoas. É isso que torna esse sistema muito dependente do relacionamento entre mestre e aluno. Não se trata de um relacionamento sagrado. Trata-se de um conhecimento exato. O médico e o paciente mantêm sigilo, confiança e completa conexão e compreensão, que lhes possibilitam se encontrar durante cinco minutos e falar muita coisa. A técnica de meditação requer o mesmo tipo de relacionamento: o mestre conhece o aluno e o aluno conhece o mestre bem o suficiente para que o aluno possa trabalhar com o próprio eu e depender menos de fatores externos. O aluno chega ao ponto de compreender que está trabalhando no desenvolvimento do poder interior de sua mente.

Fala-se amplamente de meditação hoje em dia, e existem muitos métodos bastante conhecidos de meditar. Entre eles estão as simples técnicas respiratórias do *pranayama*, originárias da antiga civilização indiana e das tradições do yoga. Há o *shamatha*, em geral chamado de meditação da tranquilidade, meditação estabilizadora, ou meditação de permanência e descanso. Outro método bastante conhecido é o *vipassana*. Um dos tipos de vipassana é descrito com referência a um estado resultante, que é mais um vipassana estabilizador. Mas há meditações vipassana muito mais causais, que têm mais espírito de investigação e indagação.

No budismo mahayana, e particularmente na tradição do budismo tibetano, temos uma variedade ainda maior de métodos, todos exclusivos e poderosos. Alguns são meditações evocativas que lidam com visualização e criação. Há também meditações desconstrutivas, chamadas meditações de dissolução, nas quais desconstruímos toda projeção para enfim investigar sua verdadeira natureza. E existem o que chamamos de métodos pacíficos de meditação, bem como formas coléricas de meditação. Há meditações com som, meditações com pensamento e meditações sem pensamento. Esses são os métodos de meditação budista que estariam elencados em quaisquer livros que você consultasse.

A essência do que todos esses métodos tentam nos ensinar é basicamente o que o tempo brumoso e chuvoso nos ensina. Em vez de enfatizar a projeção externa, volte-se para dentro. Todos sabemos que do lado de fora existe uma bela paisagem, com árvores, montanhas, estradas, prados e campos; e, no entanto, sabemos que estamos do lado de dentro. Tomando isso como um exemplo de o que a meditação está tentando ensinar, todas essas técnicas estão orientadas para destruir uma crença habitual muito obstinada que nós, seres humanos, criamos. Como mencionei anteriormente, a ciência descreve os seres humanos como pertencentes à espécie mais brilhante, mas a genialidade pode às vezes se tornar seu pior inimigo. Temos a capacidade de conseguir ver as coisas, mas o fato de vermos as coisas pode conduzir a uma atitude extremamente obstinada, a um jogo de culpa no qual os conceitos externos levam a culpa de serem a causa das nossas experiências.

Também temos a capacidade de ouvir sons articulados, mas o hábito de ouvir sons pode criar em nós a atitude obstinada de sempre culpar os sons como sendo externos. Isso nos leva a inventar noções ilógicas como "sons bons" *versus* "sons maus". Se não houvesse a ideia de som bom ou som mau, não teríamos sentimentos de aversão ou apego pelas coisas que ouvimos.

O mesmo acontece com os sentidos do paladar e do olfato, com nosso corpo, que sente as texturas, e, o mais importante, com nossa mente, que produz toda espécie de pensamentos. É um maravilhoso potencial do qual somos todos naturalmente dotados, mas esse dom se entrelaça a duas coisas. Gostaria de dizer "ego", mas usaremos uma terminologia menos budista e daremos a isso o nome de "teimosia". Essa atitude de teimosia se junta a outro aspecto do temperamento humano, que é ser impaciente e querer tudo rápido. Como somos sempre impacientes e teimosos, tendo que encontrar respostas rápidas para tudo, a resposta mais rápida parece ser separar tudo em coisas de que gostamos e coisas das quais não gostamos. Sendo assim, desenvolvemos o hábito de sempre dizer: "É disso que eu gosto; daquilo eu não gosto". Aquilo de que não gosta leva a culpa de uma série de experiências pelas quais você passa na vida. Você nunca consegue obter o suficiente das coisas de que gosta. Passa a metade de sua existência perseguindo estas últimas, e a outra metade fugindo do que não quer encontrar. Isso é o que consideramos atividades sensatas na vida da mais brilhante das espécies.

O Buda chamava isso de sofrimento. A filosofia budista da criação do sofrimento e as causas e condições que conduzem a ele não é ensinada por ser profunda, e sim porque é exatamente isso que fazemos. O sofrimento não diz respeito apenas a sangue e lágrimas, à morte e à impermanência. Esses são os sofrimentos mais simples. A característica mais complexa do sofrimento é o fato de que somos capazes de lidar com ele, mas não o fazemos, queixamo-nos de que não o fazemos, e depois nos queixamos mais ainda. Algo para o qual não há justificativa, especialmente quando ao mesmo tempo afirmamos ser a mais brilhante das espécies. Se isso não é sofrimento, o que é, então? É uma história muito triste, porque, a partir desse único ponto, criamos este mundo, dirigimos este mundo e somos responsáveis pelas gerações que virão e por como viverão neste mundo.

A meditação e suas técnicas convergem para a responsabilidade individual de cada ser humano. A partir dessa perspectiva, quanto mais a pessoa meditar, mais reconhecerá seu potencial interior, bem como suas qualidades e capacidades interiores. No entanto, embora a meditação envolva examinar os sentidos, a irritabilidade e a rapidez de julgamento utilizada pela mente, bem como a atitude impaciente e obstinada com a qual ela se relaciona com os sentidos, do ponto de vista budista, são passíveis de exame, em termos das causas desses julgamentos e atitudes.

Você cria causas para a felicidade e o sofrimento devido ao que os sentidos percebem, e a como você articula essas percepções, em particular na forma de pensamentos que o impelem a criar ações com o corpo e a palavra. As causas e as condições são criadas porque você é ativo com seu corpo, sua fala e sua mente. Por meio da meditação, você compreende a responsabilidade interior de enxergar que, para obter o estado resultante de benevolência, saúde ou bem-estar — você poderia chamá-lo também de iluminação —, é preciso estar muito consciente das causas.

No entanto, a simples intenção de criar causas corretas não fará isso acontecer. Em decorrência, os meditadores aprendem que o método da meditação é destruir maneiras habituais de criar conceitos concretos. Aprendem como é importante passar um período em contemplação interior, para observar se as coisas são ou não como presumimos que fossem com a rapidez de hábitos de julgamento e opiniões. Criar conceitos muito sólidos e concretos e, com base neles, formar opiniões e julgamentos rápidos, é algo que nos é muito familiar. É conveniente e tão familiar que nem requer muito esforço.

Sinto com frequência que essa situação é parecida com ter um par de sapatos velhos que encontram-se realmente gastos. Você sabe que, se continuar a usá-los, eles prejudicarão os joelhos e as costas, de modo que sai e compra um novo par de sapatos caros. Mas, quando vai dar uma longa caminhada, que par de sapatos você escolhe: o velho ou o novo? Você escolhe o par velho, porque sabe como eles se ajustam aos seus pés. Sabe que há uma saliência aqui, uma reentrância ali e um rasgo aqui e ali, mas, ao mesmo tempo, a familiaridade de saber o que vai experimentar, mesmo que no final a experiência se revele dolorosa, é bem mais reconfortante do que correr o risco de usar aquele par de sapatos caros que você levou duas horas para encontrar, os quais você deveria estar calçando, pois seriam benéficos para você e suas costas. Hábitos são assim. A cristalização de conceitos é um hábito — estamos acostumados a fazer isso. Produzir um pensamento rápido — *isto é bom, aquilo é mau* — é muito mais fácil. É por esse motivo que a meditação nunca foi muito popular: ela pede que você inverta o processo de acordo com o qual você tem vivido sua existência inteira. Portanto, enquanto uma pessoa não reconhece que é importante romper esse hábito, creio que ela continuará cética com relação à meditação.

Como delineei, as técnicas budistas de meditação são variadas, e este pode ser um tema complexo, que requer muitas vidas para ser investigado. Ao mesmo tempo, se encararmos a meditação como um método para desmembrar maneiras habituais de olhar as coisas e para olhá-las de modo ligeiramente diferente, todas as diversas técnicas de meditação podem ser desmembradas em três simples tópicos: trabalhar com o corpo, com a fala e com a mente.

Antes de se dedicar à meditação formal, sinto que um excelente processo preliminar, em particular se você não tem nenhuma experiência prévia em meditação, é começar com a simples noção de "observância" ou "vigilância". Tradicionalmente, todas as técnicas de meditação são introduzidas com a mesma frase: "Encontre um lugar onde você possa ficar sozinho..." — um lugar tranquilo onde as pessoas não costumem passar — "... e sente-se em uma posição confortável." É recomendado que você encontre um lugar solitário para que possa de fato combater a vontade de ficar autoconsciente de sua meditação. Se meditar desejando que os outros vejam como está meditando maravilhosamente, essa é uma abordagem forçada, equivocada. Você nunca chegará à naturalidade se estiver autoconsciente.

Mesmo que não pertença à categoria de pessoas que gostam de que os outros se sintam inspirados pela sua prática de meditação, há gente que aprecia meditar para *si mesma*. Se for uma pessoa assim e estiver cercada de gente quando meditar, você se sentirá autoconsciente interiormente. Ficará muito consciente das pessoas olhando para você. Digamos que esteja tentando ficar em seu estado natural, e duas pessoas o observam e fazem comentários a seu respeito, apontando o dedo e balançando a cabeça em gestos negativos. Isso torna a meditação muito difícil. Por conseguinte, no início, permita-se ter o prazer de estar sozinho. Estar sozinho é uma boa maneira de começar a ficar totalmente desprovido de ostentação. Se houver pretensão ou algum tipo de deliberação ou autoconsciência, você deixa de procurar sua verdadeira natureza, para buscar o que gostaria que essa verdadeira natureza parecesse. Esse é o momento de trazer a espiritualidade para a meditação. Até mesmo como budista, se quiser inserir na situação um espírito budista, ao ter alguma pretensão ou ficar autoconsciente, você basicamente terá tornado a jornada muito longa para si mesmo.

Por essa razão, é importante manter o processo bem simples e aprender a ser observador e vigilante. Encontre um lugar para si mesmo onde possa ser vigilante e observador, evitando os dois extremos. Um deles é: enquanto estiver observando a si mesmo, não encontre sempre razões ou desculpas. Digamos que esteja se observando e tenha um pensamento. Não acompanhe o fato de ter observado o pensamento com um elogio a si mesmo. Não é necessário apoiar o pensamento, ou encontrar razões e desculpas para o motivo pelo qual aquele pensamento foi gerado. Ao mesmo tempo, evite o outro extremo — um obstáculo muito maior no caso de meditadores experientes —, que é o ceticismo e as ideias críticas a respeito dos pensamentos. Depois de passar muitos anos aprendendo a meditar, lembro-me de ter procurado meu mestre e dito: "Esses pensamentos simplesmente não cessam!" Meu mestre se voltou para mim e respondeu o seguinte: "Cessarão quando você morrer! Um cadáver não tem pensamentos. Apenas prossiga".

É importante manter em mente uma abordagem bem direta, sabendo que os pensamentos são uma expressão natural de uma mente vívida e esclarecida. Enquanto os pensamentos estiverem surgindo, é bastante aceitável que você, como observador, como alguém que está apenas olhando, não chegue ao extremo de gerar opiniões e julgamentos. Em vez disso, acostume-se e se familiarize com o quanto sua mente é vívida. Você nunca será capaz de treinar essa mente esquiva por meio da meditação se não reconhecer primeiro com o que está trabalhando. Como é completamente invisível, e no entanto tão repleta de poder e energia, capacidades e habilidades, ela é extremamente complexa. E a melhor maneira de conhecê-la, a melhor maneira de se apresentar a ela, é apenas olhando-a e mantendo-se como um observador.

O primeiro resultado desse exame da vivacidade da mente (quer você a chame de mente, consciência, pensamentos, padrões mentais, emoções, sentimentos ou conceitos — realmente não importa, porque são todos a mesma coisa), e do fluxo de imensa criatividade que você está gerando, provavelmente será se familiarizar com a grande, vívida e vibrante natureza da mente e entender o poder dela. Você começa a compreender que muitas das coisas com as quais está lidando na vida são baseadas na percepção. Você percebe coisas, e a maneira como as percebe, bem como o modo como articula o que percebe, com frequência será a base causal de como vai dar colorido à sua vida.

Quando criança, fui educada em um convento católico ao norte da Índia. Na primeira aula à qual compareci, o padre apontou para um copo d'água sobre uma mesa e perguntou: "O que vocês estão vendo? Um copo meio cheio ou meio vazio?". Todos recebemos instruções para responder: "Vejo o copo meio cheio", para ter uma perspectiva mais positiva diante da vida. Esse foi um maravilhoso exemplo clássico de perspectiva; de como a pessoa é treinada para perceber as coisas. A mente é seu poder intrínseco, e a expressividade dela reside em percepções. Sua felicidade é uma percepção; é como você percebe as coisas. Por não ter conhecimento disso, não raro culpamos conceitos, pensamentos ou algo externo por nossas emoções. Mas, se você observar quanto poderia articular cada conceito, sentimento e emoção quando ele surge dentro de você, praticamente se tornaria um artista com seus vários pincéis coloridos nas mãos e uma tela em branco diante de si. Você pode salpicá-la com um arco-íris colorido, pode pintá-la com cores escuras e sombrias, pode torná-la completamente negra, inteiramente branca, ou multicolorida. Esse é o poder da mente e da percepção.

Se nossa percepção é tão importante, como podemos influenciar a maneira como percebemos as coisas? Anuviamos nossa percepção por não conceder a ela o espaço e a liberdade necessários para que se torne mais vívida, clara e desperta. É aí que um dos métodos de meditação pode ser útil. Há uma maravilhosa metáfora que fala sobre propiciar um campo amplo e aberto para vacas pastarem. É exatamente sobre isso que falamos. É justamente quando você permite que a percepção ganhe amplitude e abertura que é capaz de introduzir os três tópicos cruciais de quietude, silêncio e não pensamento. Esses três tópicos de quietude, silêncio e não pensamento são um somatório de todos os diferentes tipos de métodos de meditação: analítico, de colocação, pacífico, colérico, investigativo, evocativo, experiencial e muitos outros.

A quietude é a base, onde quer que você esteja e o que quer que possa estar fazendo — desde se sentar quieto para meditar da maneira tradicional até adotar uma quietude corporal quando vai dar uma volta. A quietude não é apenas uma postura física que você adota ao se sentar em determinado lugar, mas também observar seu corpo, para que ele seja capaz de conter essa mente poderosa em um ambiente de percepção consciente muito mais bem cuidado e protegido.

A primeira técnica de meditação da qual todo mundo poderia se beneficiar é se permitir ficar quieto durante um longo tempo. Se possível, comece com pelo menos 15 minutos. Um intervalo de tempo mais breve do que esse seria apenas uma experiência que poderia dar "um jeitinho" em você, mas, como dizem, não existe nenhum atalho para alcançar sua natureza fundamental. E você precisa ter a humildade de reconhecer que está na realidade revertendo uma engrenagem. No meu caso, digamos que sejam 42 anos de um corpo envolvido com a ação *versus* 15 minutos de quietude. Qual irá vencer? Com qual eu estarei mais familiarizada? Você precisa saber qual é o seu hábito, e o que está revertendo. Procure encontrar a quietude todos os dias. Sente-se quieto. Não há nada budista, meditativo ou espiritual nisso. Você está apenas deixando que seu corpo, o invólucro de uma mente poderosa, receba algum tempo de rejuvenescimento, algum alívio. Está propiciando a si mesmo certa amplidão para se sentar e, nessa quietude, descobrir a qualidade incrivelmente vívida e vibrante da mente.

Essa descoberta chega na forma de a quietude sendo entrelaçada ao silêncio — o silêncio do discurso verbal, bem como o silêncio do tagarelar mental, que acontece o tempo todo. Diga para si mesmo: "Mereço 15 minutos de paz e tranquilidade. Mereço um momento em que possa relaxar e não ter que pensar em algo fantástico, nem falar ou expressar opiniões e julgamentos". Se você ainda se sente inseguro sobre o assunto, gosto de lembrar aos meditadores que, depois desses 15 minutos, as coisas continuarão as mesmas. Você pode seguir em frente; nada terá mudado. Portanto, sem o medo de que alguma coisa drástica vá acontecer, conceda a si mesmo o tempo para se sentar com tranquilidade em uma quietude física e em silêncio verbal.

Por meio do hábito e da familiaridade com essa quietude mental, verbal e física, você vai alcançar o estado chamado de não pensamento. Como disse anteriormente, não pensamento significa não acompanhar nem se agarrar a nada, permanecendo bastante imparcial, como alguém que anda por uma fábrica de algodão sem estar coberto de cola. Aceite o esplendor de todos os chumaços de algodão e de toda a atividade que está acontecendo à sua volta, mas seja apenas você, dentro de você, neste momento. Por meio da quietude e do silêncio, crie um estado em que possa observar a enorme exibição de todas as atividades que seus sentidos oferecem, ao mesmo tempo que permanece alheio quanto a formular opiniões e julgamentos a respeito delas.

Quando o silêncio, a quietude e o não pensamento se tornam uma base construída por você dentro de si mesmo, ela abre a entrada para a compreensão pungente e direta do que chamamos exame da mente interior, ou trabalho com a natureza inerente mais profunda. Até então, a natureza inerente mais profunda continuava a ser como nuvens e névoas, e parecíamos não ter tempo para removê-las e descobrir mais, porque estávamos muito acostumados com atalhos, paliativos e resultados rápidos. Tínhamos uma tremenda quantidade de opiniões, ideias e julgamentos, e depois insistíamos em que todo mundo devesse concordar com eles, e nos perguntávamos por que ninguém era capaz de entender de verdade "os *meus* problemas". O sofrimento resulta disso.

Embora numerosas filosofias e diferentes religiões pelo mundo afora tenham tentado falar de diversas maneiras a respeito dessa natureza inerente mais profunda da mente, ela não poderá ser compreendida enquanto não tivermos uma forte convicção a respeito dela. Nem a mais fértil profusão de filosofias vai nos convencer a ponto de estarmos dispostos a abandonar nossa maneira habitual de pensar, enquanto não obtivermos uma forte convicção própria. Essa convicção repousa na experiência, e esta última não pode surgir se não a testarmos pessoalmente.

Esse teste é chamado de arte da contemplação. Comece com silêncio e quietude, concedendo a si mesmo uma pausa de 15 minutos todos os dias. O que quer que aconteça depois que fizer isso se tornará sua jornada individual. Se insistir obstinadamente em que seus conceitos estão certos e devem ser aceitos, seja bem-vindo à filosofia mais complexa do mundo: a meditação budista. Mas, se de fato reconhecer que tudo depende de sua percepção e de como ela se desenrola; se reconhecer sua responsabilidade exclusiva por como você se envolve nas percepções que produz, então tudo se torna muito simples; foi isso que o Buda ensinou. Por essa razão, dizemos que a libertação está nas nossas próprias mãos; que ela depende inteiramente de como você a olha. Você pode encará-la de maneira positiva ou de um modo muito mais complicado. É uma escolha plenamente individual, que precisa ser respeitada, e foi o que resultou na complexidade de ensinamentos filosóficos atuais.

Segunda parte

A ciência da meditação

3

Benefícios da meditação

Uma realidade científica
Dr. Frédéric Rosenfeld

Há apenas poucas décadas, a ideia de que os profissionais da área de saúde poderiam um dia ensinar os pacientes a meditar era pura fantasia. Frédéric Rosenfeld, psiquiatra de Lyon, na França, é um dos inúmeros médicos pelo mundo afora que hoje fazem exatamente isso. Ele elenca a seguir algumas das mais importantes descobertas e avanços que ajudaram a estabelecer essa aliança cada vez mais fecunda da meditação com a medicina e a ciência, incluindo constatações de pesquisa fundamentais, o sucesso dos programas de atenção plena e o trabalho do Mind and Life Institute.

Descobri a meditação em 2001, em um retiro de meditação vipassana de dez dias na região oriental da França. Na ocasião, era médico-residente de psiquiatria, e o retiro marcou um verdadeiro ponto decisivo para mim. Ele abriu possibilidades de pensamento além daquelas que eu já conhecia por intermédio da psicanálise, da terapia comportamental cognitiva e da neurociência. Descobri que o budismo encerrava verdadeiros tesouros, joias que poderiam me fazer sentir melhor, e causar a mesma reação em outros seres humanos. Continuei a exercer minha profissão e tentei reunir a meditação e os cuidados com a saúde. Esses dois mundos eram claramente ricos em conhecimentos que poderiam ser compartilhados e até mesmo combinados.

Hoje em dia, *meditar* significa "refletir", ou "avaliar detalhadamente", mas a etimologia da palavra mostra que o processo tinha algo em comum com a medicina. As duas palavras vêm do mesmo radical — o verbo latino *medeor*, que significa "eu curo".

Múltiplas perspectivas

Em linhas gerais, as numerosas escolas de meditação têm dois componentes em comum. O primeiro é *shamatha* (às vezes, *samatha*), que pode ser traduzido como tranquilidade, paz ou calma interior, seja mental ou física. O segundo componente da maioria das práticas de meditação é *vipassana* (ou *vipashyana*). Na antiga língua páli, vipassana significa "percepção interior", mas também podemos dar ao termo uma tradução mais moderna: atenção plena, observação das coisas como elas são, e não como gostaríamos — ou não gostaríamos — que fossem. Além desses dois componentes básicos, contudo, vale a pena assinalar que não existe uma única maneira de meditar. Na realidade, a palavra meditação deveria ser escrita no plural, porque existe um número enorme de meditações — diferentes abordagens, perspectivas e práticas.

Tomemos o taoismo, por exemplo. O taoismo é um movimento filosófico que começou na China séculos atrás. Ele influenciou a medicina chinesa e inspirou diferentes técnicas de meditação: o *tai chi*, que tem vários estilos; o *qigong*, que é em si um sistema de exercícios médicos; e as meditações taoistas, baseadas em posturas físicas e na regularização do *chi*, ou ar interior. O zen, que chama o Buda de "Grande Médico", é uma prática (ou práticas) de meditação, mas também é uma prática médica, como veremos depois. Outro exemplo é o hinduísmo, com todas as suas diferentes escolas de yoga, que se originaram na Índia e em países vizinhos. Práticas mais próximas da cultura ocidental, como as orações cristãs, também podem ser uma forma de meditação, e há meditações na tradição judaica que trabalham com a respiração, exatamente como as originárias da Índia e da China.

A meditação é uma forma de tratamento?

A questão que nos diz respeito aqui é a seguinte: a meditação pode nos ajudar a nos sentir melhor, física ou psicologicamente? Uma primeira resposta, um tanto decepcionante, é a seguinte: não meditamos para nos sentir melhor. Por que não? Porque um meditador sério não tem expectativas. Quem pratica o vipassana enquanto imagina *vou me livrar da enxaqueca* ou *tenho certeza de que isso vai melhorar minha dor nas costas* muito provavelmente faria o professor de meditação achar graça ou ficar irritado. Praticar a meditação significa não esperar nada além do que o momento presente traz, de modo que, nesse sentido, a meditação não é um tipo de tratamento. Ela requer que você não requeira nada.

Agora, se examinarmos a questão de como a meditação pode nos ajudar a nos sentir melhor por um ângulo diferente, é só lembrar o que o Buda falou a respeito do sofrimento no primeiro ensinamento que ele deu, em Benares, na Índia. O sofrimento é algo que todos vivenciamos quando estamos doentes, de maneira que fica evidente o envolvimento do budismo com o campo da medicina. Por fim, o yoga e a medicina ayurvédica visam a tratar ou a unificar corpo e mente, portanto nossa segunda resposta contradiz a primeira ao afirmar que sim, a meditação é, de fato, uma forma de tratamento!

Há uma terceira resposta possível para a pergunta, e ela é dada pela ciência moderna, que vem confirmando ao longo de várias décadas que a meditação de fato contribui para nossa saúde física e mental. Há mais de oitenta anos, os cientistas têm mantido interesse pela meditação, primeiro de maneira hesitante e depois com cada vez mais entusiasmo. Na década de 1920, um centro que oferecia cursos de yoga em Lonavia, uma pequena cidade no estado indiano de Maharashtra, permitiu que fisiologistas ocidentais verificassem os efeitos do yoga sobre a saúde. Eles observaram que a prática do hatha yoga podia aliviar a hipertensão e ajudar pessoas que tinham batimento cardíaco irregular. Também era bom para a respiração, em especial nos casos de problemas respiratórios, como a asma. Foi em Lonavia, portanto, que as primeiras sementes do relacionamento entre a ciência ocidental e a meditação foram plantadas.

Na década de 1960, avanços na tecnologia possibilitaram que cientistas japoneses conectassem eletrodos à cabeça de meditadores zen. O monge Taisen Deshimaru, que introduziu o zen-budismo na Europa, tomou parte nesses experimentos. Os cientistas observaram um fenômeno interessante. Normalmente, qualquer pessoa sentada perto de um despertador se acostuma com o som do tique-taque depois de alguns minutos e adormece. No entanto, o cérebro de um praticante zen ouve de uma maneira diferente. Cada tique-taque é percebido como se fosse o primeiro. A meditação zen desenvolve o frescor do momento presente, e cada segundo surge e desaparece da consciência como se fosse vivido pela primeira vez. Essa observação, que há séculos é descrita nos textos zen, foi confirmada pela neurociência nas últimas décadas.

Na década de 1970, Herbert Benson, cardiologista que foi um dos pioneiros da medicina mente/corpo, percorreu os contrafortes da Cordilheira do Himalaia para estudar a conexão entre as técnicas de relaxamento ocidentais e a meditação. Suas constatações estabeleceram vários elementos comuns, que ele chamou de os "quatro grandes", compartilhados por quase todas as formas de relaxamento: 1) ambiente tranquilo; 2) relaxamento muscular; 3) abandono ou uma atitude de "deixar acontecer"; e 4) foco em um objeto (uma chama, a respiração, um pensamento, uma sensação física e assim por diante).

Muitas pesquisas científicas subsequentes, em diferentes áreas da medicina, da fisiologia e da psicologia, também esclareceram os efeitos positivos da meditação sobre a saúde:

- Certas práticas podem baixar os níveis elevados de colesterol no sangue.
- O *qigong* fortalece o sistema imunológico.
- A meditação tem efeito antienvelhecimento, como é demonstrado pelo trabalho de Sara Lazar.[1]
- A meditação, e a atenção plena em particular, pode beneficiar pessoas que sofrem de reumatismo.
- A meditação alivia os sintomas de certos distúrbios digestivos, como a síndrome do intestino irritável.
- A atenção plena pode acelerar a cura de certos problemas de pele, como a psoríase.
- Pacientes que sofrem da doença de Parkinson tendem a caminhar com passos curtos. Certas formas de *tai chi* praticadas por pacientes nos primeiros estágios da doença os ajudaram a alongar as passadas.

A atenção plena e suas aplicações

Em 1979, Jon Kabat-Zinn desenvolveu um programa que ele chamou de Redução do Estresse Baseada na Atenção Plena (MBSR), uma combinação magistral de três técnicas de meditação: zen, vipassana e hatha yoga. Kabat-Zinn define a meditação como a percepção consciente que surge quando prestamos atenção deliberadamente, sem fazer julgamentos e no momento presente. É necessário esforço e treinamento para permanecermos no momento presente, procurando evitar distrações relacionadas com o passado ou o futuro e abstendo-nos de fazer julgamentos — talvez essa seja a parte mais difícil de todas. A palavra budista tradicional usada para esse estado de atenção plena é "equanimidade", que significa não ser devorado pelos demônios do apego e da aversão.

A atenção plena foi a princípio concebida para pessoas que sofriam de estresse, mas sua utilização terapêutica se expandiu ao longo dos anos. De modo surpreendente, os benefícios da MBSR se revelaram quase idênticos aos de todos os outros tipos de meditação. Acredito que todos os bons psiquiatras, psicólogos e psicoterapeutas devam praticar a atenção plena, para que possamos entender melhor nossos pacientes. Como a atenção plena cultiva o "vazio" da mente, sua prática pode incentivar os terapeutas a se abster de classificar os pacientes de acordo com as rígidas categorias que possam ter aprendido durante sua formação.

Olhando além dos benefícios para a saúde, o que significa estar atento? Eu diria que significa conhecer a si mesmo. No caso de qualquer pessoa que deseje gozar de boa saúde, conhecer a si mesmo significa, em primeiro lugar, saber o que está acontecendo em sua mente. Se imaginarmos uma pessoa que esteja zangada, seu sofrimento se expressa por meio dos pensamentos que fervilham em sua mente. *Meu chefe ainda não me deu um aumento* ou *Meu vizinho não me respeita*. Quanto mais tempo um pensamento tóxico permanece sem ser detectado pela mente consciente, mais provável é que nos tornemos vítimas dele. Para as pessoas atentas, por outro lado, significa observar o fluxo de pensamentos que passam pela mente, sejam eles agradáveis ou dolorosos, sem nos enredarmos neles.

Conhecer a si mesmo também significa conhecer as próprias emoções. Há 150 anos, Charles Darwin descreveu seis emoções: surpresa, tristeza, aversão, medo, alegria e raiva. Graças à atenção plena, todos podemos conhecer nossas emoções simplesmente observando-as. No caso do homem zangado, não apenas os pensamentos envenenam sua mente, como também seu corpo é abalado fisicamente pela emoção, que pode ser sentida em uma área específica. Estar atento significa observar as emoções que habitam nosso corpo sem agir movidos por elas.

Conhecer a si mesmo por meio da atenção plena envolve a experimentação. O próprio Buda disse: "*Ehipassika!*" — "Venham ver!" Como parte do programa de atenção plena, fazemos exercícios diários em casa para *sentir* fisicamente a técnica. Durante esses exercícios, direcionamos a atenção para os nossos pensamentos e emoções, exatamente como faríamos com qualquer objeto de pesquisa. Ao praticar a atenção plena, os pacientes poderão notar que sua experiência é construída a partir de seus pensamentos e emoções. Finalmente, indo além da própria atenção plena, eles compreenderão que seu conceito de "eu" nada mais é do que um agregado que criaram. Nesse ponto, não estarão muito distantes da iluminação.

Alguns anos depois do surgimento da MBSR, vários pesquisadores da área de psicologia se interessaram pelos efeitos benéficos da meditação sobre a depressão, epidemia global que vinha afetando jovens e idosos. O que é particularmente pernicioso a respeito da depressão é que, quanto mais episódios depressivos você tiver, mais provável é que sofra uma futura recaída. Depois de um terceiro episódio depressivo, o risco de uma recaída é considerável. Três psicólogos, Zindel Segal, Mark Williams e John Teasdale, reuniram habilmente a atenção plena à terapia comportamental cognitiva. Foi constatado que essa combinação, que os autores chamaram de Terapia Cognitiva Baseada na Atenção Plena (MBCT, do inglês Mindfulness-Based Cognitive Therapy), reduzia o risco de uma recaída em quase 50%.

Pontes entre ciência e consciência

Em 1987, Francisco Varela, biólogo e neurocientista chileno; Adam Engle, advogado; e Sua Santidade, o Dalai Lama fundaram o Mind and Life Institute. Esse instituto reuniu cientistas — neurocientistas em particular, mas também cientistas atômicos e físicos —, praticantes espirituais e pensadores para investigar o denominador comum compartilhado pelos pontos de vista budista, espiritual e científico. Francisco Varela observou que o budismo havia esperado 2.500 anos para oferecer seus tesouros para o universo médico e científico.

Qual é a situação atual dessa colaboração entre ciência e meditação? Sob os auspícios do Mind and Life Institute, Richard Davidson, professor de psicologia e psiquiatria da Universidade de Winsconsin, em Madison, resolveu comparar a atividade cerebral de não meditadores com a de monges que eram meditadores experientes. Davidson se perguntou: "Alguma coisa muda no cérebro de uma pessoa que está meditando?". Uma bateria inicial de testes mostrou que diferentes partes do cérebro são ativadas, dependendo do estado emocional da pessoa — se feliz ou infeliz, alegre ou triste. Quando estamos felizes, alegres ou calmos, a atividade se concentra principalmente no lobo frontal esquerdo e na amígdala esquerda. Quando estamos tristes, zangados ou estressados, a atividade se concentra em certas partes do lado direito do cérebro, em particular na amígdala direita.

Essa pesquisa revelou uma segunda descoberta, bastante desagradável. Se um recém-nascido mostra-se triste ou irritadiço, ele mantém essa tendência a vida inteira. Trata-se de uma predisposição, possivelmente genética. Mesmo que essa pessoa seja bela e rica, casada com um parceiro adorável e esteja cercada por filhos encantadores, essa predisposição negativa permanecerá. No entanto, quando Davidson viajou para a Cordilheira do Himalaia a fim de estudar o cérebro de monges budistas, descobriu algo que deu ensejo a mais otimismo. Até mesmo alguém que tenha nascido com predisposição para a negatividade tem potencial para alterar essa tendência por meio da prática da meditação. Davidson demonstrou que, quanto mais uma pessoa medita, mais o panorama emocional se desloca rumo a uma perspectiva positiva, afastando-se da negativa.

Outra pesquisa, concentrada na prática de meditar sobre o amor e a compaixão incondicionais, foi realizada por Davidson, Antoine Lutz, neurocientista francês estabelecido nos Estados Unidos, e o monge budista Matthieu Ricard. Ricard e sete outros meditadores experientes concordaram em que uma série de eletrodos fossem conectados à superfície de seu crânio. Alguns desses voluntários tinham até cinquenta mil horas de experiência meditativa — em outras palavras, cerca de cinco anos de meditação. Todos haviam praticado um tipo de meditação conhecido como "compaixão não referencial", ou *mikmé nyingjé* em tibetano. O objetivo dela é gerar um sentimento de bondade amorosa e compaixão incondicional para com todos os seres humanos. Antoine Lutz reparou que essa meditação tinha a tendência de fazer com que os neurônios trabalhassem juntos. O que isso significa? Quando alguém está em seu funcionamento normal, as diferentes regiões do cérebro produzem ondas de diferentes frequências. No entanto, quando alguém pratica essa meditação de bondade amorosa, os neurônios tendem a vibrar na mesma frequência, como se estivessem em uníssono. Ficou claro que, por meio dessa vibração, regiões separadas do cérebro se interligam, como trabalhadores que se juntam para executar uma tarefa em sincronia. São formadas pontes entre áreas que em geral não costumam se comunicar umas com as outras. É interessante observar que esse estado, benéfico para o nosso sistema nervoso, continua depois da sessão de meditação efetiva — o cérebro dos meditadores permanece em estado de sincronia.

Outras pesquisas, realizadas por Sara Lazar, focalizaram a plasticidade do cérebro. Na superfície dele, há uma zona chamada córtex, que contém nossas células nervosas. Lazar escolheu vários voluntários que praticavam a meditação vipassana. Utilizando técnicas de imagiologia visual, reparou que certas zonas do córtex se espessavam em decorrência da prática da meditação. Observou também que esse espessamento era maior nos voluntários que tinham meditado por mais tempo. O espessamento do córtex pode causar um efeito antienvelhecimento, porque o córtex cerebral afina quando ficamos mais velhos. Nas pessoas com doença de Alzheimer, o processo de afinamento acontece ainda mais rapidamente. Portanto, a meditação talvez possa ser uma maneira de manter a mente alerta e conservar o cérebro em um estado vigoroso.[2]

Podemos dizer que a meditação estimula a formação de conexões em diversos níveis:

- No nível celular, biológico, a meditação facilita as conexões neuronais, levando as diferentes populações neuronais no cérebro a se relacionar.
- No nível humano, a meditação nos conecta às diferentes partes de "mim". Compreendemos que somos uma "cabeça" que pensa trabalhando com um "corpo" que sente.
- No nível dos relacionamentos humanos, quando meditamos, compreendemos que estamos ligados aos nossos semelhantes, que são exatamente como nós.
- No nível espiritual, ao meditar, compreendemos que estamos unidos ao mundo que nos cerca. Vivenciamos a estranha verdade de que esse mundo é o mesmo que o nosso mundo interior — em toda a sua beleza e em toda a sua feiura.

- Além dos benefícios médicos e psiquiátricos que a meditação oferece, ela também propicia uma conexão com o inexprimível, o invisível, o indecifrável — seja lá como optemos por descrevê-lo. Experiências espirituais e místicas podem surgir se praticarmos a meditação, em particular se não estivermos procurando por elas.

Qual é o próximo passo?

Para onde nos conduzirá o diálogo que foi estabelecido entre ciência e espiritualidade? Creio que precisamos encará-lo como uma troca. No Château de Chambord, construído no século XVI pelo rei Francisco I da França, há uma escada singular, que dizem ter sido projetada por Leonardo da Vinci, na forma de uma dupla-hélice. Duas pessoas que subirem nas duas partes da escada ao mesmo tempo podem conversar uma com a outra frente a frente, mas nunca se encontrarão na mesma escada. Assim é o diálogo entre a ciência e o budismo. O científico não substitui o espiritual, e o espiritual não substitui o científico, mas, a partir da colaboração de um com o outro, nasce uma produtiva simbiose.

Devemos tomar cuidado com a perigosa busca do conhecimento a todo custo. Até mesmo para os cientistas, uma dose saudável de "não conhecimento" é recomendada, para preservar a capacidade de se sentirem surpresos com o mundo que os cerca. Imagine um balão de ar quente cheio não de ar, mas de todo o conhecimento que os seres humanos acumularam ao longo do tempo. Tudo o que a raça humana aprendeu está contido dentro desse balão, e do lado de fora está tudo o que ainda não sabemos. É claro que podemos encher o balão com fatos, fórmulas científicas, conhecimento de biologia, astrologia e assim por diante. Mas, quanto mais o balão infla com todo esse conhecimento, mais o desconhecido — a superfície externa do balão — também aumenta. A sabedoria contida nessa metáfora é que, quanto mais sabemos, mais percebemos quanto ainda há para aprender.

Para concluir, vamos manter essa aliança entre ciência e espiritualidade. Esses dois caminhos talvez venham a descobrir um ponto de encontro na busca da verdade suprema. Como afirmou Francisco Varela, o budismo tem muito a ensinar ao mundo científico. A antiga tradição budista e outras formas de meditação contêm tesouros que estão apenas esperando para serem descobertos.

4

Treinando a mente

O Projeto Shamatha
Clifford Saron, Ph.D.

Em 2007, uma equipe de pesquisadores iniciou o Projeto Shamatha, o estudo mais ambicioso e abrangente sobre meditação já realizado. Usando uma tecnologia de última geração, conduziram uma vasta bateria de testes em sessenta meditadores enquanto estes participavam de retiros de três meses nas Montanhas Rochosas, ao norte de Boulder, Colorado. O neurocientista Clifford Saron liderou a rigorosa atividade de examinar os efeitos da meditação sobre a atenção, a saúde, a empatia e as emoções. Ele revela como esse empreendimento pioneiro foi planejado e implementado, e fornece uma apresentação detalhada dos resultados até o momento.

Há vinte anos, eu era um aluno de pós-graduação mais velho que os demais e tinha um crescente interesse em biologia molecular. Em 1990, estava programado que o meu amigo e colega Richard Davidson daria uma palestra em um encontro do Mind and Life Institute em Dharamsala, na Índia, mas ele não pôde ir. Lembro-me de ele ter olhado para mim com um brilho nos olhos e perguntado: "Quer ir a Dharamsala?". Três semanas depois, eu me vi dando uma palestra para Sua Santidade, o Dalai Lama.[1]

Quando cheguei a Nova Delhi, a caminho de Dharamsala, conheci um jovem notável, singularmente eloquente: B. Alan Wallace, hoje um conhecido especialista em budismo, professor e praticante de técnicas contemplativas. Conversando com Wallace, tomei conhecimento de que ele vinha pensando havia muitos anos que a meditação *shamatha* (literalmente "calma permanência") poderia ser receptiva à pesquisa científica.[2] Mal poderia imaginar naquele momento que, treze anos depois, estaríamos fundando o projeto que vou descrever aqui.

Em Dharamsala, acabei dividindo um quarto com Francisco Varela, neurocientista, praticante budista e pioneiro no estudo de sistemas complexos que se auto-organizam. Cofundador do Mind and Life Institute, podemos argumentar razoavelmente que ele era o pai intelectual do diálogo entre a abordagem científica e a abordagem budista contemplativa do estudo da mente. Tarde, certa noite, Varela me disse: "Trabalhamos há muito tempo com o eletroencefalograma. Deveríamos fazer alguma coisa com isso — um projeto de pesquisa — aqui em Dharamsala".[3] Embora fossem duas horas da manhã, fiquei imensamente animado com essa proposta e achei que ele tinha feito uma brilhante sugestão, que poderia mudar toda a minha vida. Naquela época, a neurociência cognitiva (a área científica envolvida na elucidação de como o cérebro e o corpo criam a vida mental) ainda estava amadurecendo. O Dalai Lama já havia demonstrado interesse em facilitar a pesquisa científica relacionada com o treinamento mental do budismo tibetano. Parecia uma extensão natural do diálogo entre budismo e ciência o início de um projeto de pesquisa de campo que começasse a examinar as prerrogativas do treinamento mental tibetano utilizando os recursos emergentes da neurociência cognitiva. Varela e eu reunimos uma equipe de colegas que incluía Alan Wallace, tradutor da língua tibetana no encontro do Mind and Life Institute, além de Richard Davidson, Greg Simpson e José Cabezón. Conseguimos obter recursos financeiros para o projeto com o Fetzer Institute.

Dois anos depois, iniciamos o estudo de campo perto de McLeod Ganj, uma pequena estação britânica desativada na montanha acima de Dharamsala, onde reside o Dalai Lama. Auxiliados pelo Departamento de Assuntos Religiosos e Culturais do Dalai Lama, falamos com tibetanos em estágio avançado na prática da meditação, que estavam em um retiro na Montanha Bhagsu, acima da minúscula cidade de Dharamsala. Quando subimos as montanhas, seguimos as trilhas dos bodes e acabamos chegando a um grupo de cabanas. Encontramos dentro delas alguns seres extraordinários. Um dos monges falou conosco a respeito da sua prática de meditação do mesmo modo que um marceneiro falaria a respeito de suas ferramentas. Ele descreveu a maneira como aguçava sua mente quando ela estava embotada; o modo como a acalmava quando estava excitada demais; e como tratava a si mesmo, com um respeito compassivo, quando suas emoções eram turbulentas. Esse encontro foi extraordinário, porque naquela ocasião começávamos a pensar em como poderíamos investigar os efeitos dessa prática na forma de um intercâmbio colaborativo e específico entre os praticantes de meditação, e o que nós, como cientistas, poderíamos efetivamente acrescentar do ponto de vista de protocolos de pesquisa.

Passamos muito tempo pensando a respeito de que áreas do funcionamento mental desejávamos investigar com relação ao treinamento da meditação. Escolhemos quatro: atenção, emoção, linguagem e visualização. Foram muitos os obstáculos interculturais e técnicos que limitaram nossa capacidade de recolher e analisar todas as informações que pretendíamos. No entanto, esse projeto inicial possibilitou que pensássemos com mais cuidado a respeito de como projetar e aprimorar algumas das tarefas experimentais que foram posteriormente incluídas no Projeto Shamatha.

Mais para o fim do período que passamos em Dharamsala, um yogue apresentou uma palestra tão extraordinária a respeito da natureza da compaixão, que Richard Davidson foi levado a assumir o compromisso de introduzir a compaixão no léxico da psicologia ocidental. Pedimos a esse yogue que falasse sobre a relação entre tristeza e compaixão. Ele esclareceu que, embora a tristeza pudesse catalisar o surgimento da compaixão, as duas deveriam ser consideradas como fluxos mentais individualizados. Ele explicou que precisamos aceitar a realidade do sofrimento e tentar alcançar um profundo entendimento de suas causas e condições. Em última análise, é por intermédio desse entendimento que podemos aliviar o sofrimento com mais eficácia.

Conduzir esse tipo de pesquisa de campo envolvia uma série de questões interculturais muito significativas, tendo se tornado evidente para nós que, talvez, fosse mais eficaz realizar a pesquisa no Ocidente.[4] Por exemplo, quando Varela colocou uma touca para eletroencefalograma, que usa eletrodos para verificar a atividade elétrica do cérebro, os monges do Instituto de Dialética Budista em Dharamsala riram e comentaram: "Como vocês podem medir alguma coisa que tenha a ver com a mente colocando uma touca na cabeça? A mente está *aqui*!" — e apontaram para o coração.

Nossas experiências levantaram outro problema. As pessoas extraordinárias que havíamos encontrado nesse projeto de campo poderiam ter sido sempre extraordinárias. Ponderamos que precisaríamos fazer, efetivamente, um estudo longitudinal para descobrir como essa experiência dera origem a uma mente treinada — em outras palavras, teríamos de arranjar um grupo de pessoas interessadas em treinar a mente por meio de uma intensa prática meditativa, avaliá-las antes, durante e depois do treinamento, e incluir no teste pessoas semelhantes que não estivessem passando pelo treinamento, para atuar como um grupo de controle, verificando assim que mudanças resultariam. Essa compreensão deu origem à motivação de criar o Projeto Shamatha.

Em 2003, Wallace trouxe a ideia do projeto para nós no recém-criado Center for Mind and Brain, na Universidade da Califórnia, em Davis. Respaldados pelo Fetzer Institute, a Hershey Family Foundation e numerosas outras fundações, organismos financiadores e doadores individuais, reunimos uma equipe extraordinária — uma série de dedicados membros do corpo docente de universidades, pesquisadores de tempo integral, acadêmicos com pós-doutorado e alunos da pós-graduação em Davis, com o apoio de um grande grupo de cientistas consultores e colaboradores do mundo inteiro.[5]

Começamos a procurar respostas para as seguintes perguntas:

- A atenção pode ser treinada por meio da prática da meditação com atenção focalizada?
- O treinamento da bondade amorosa, da compaixão e de outras aspirações benéficas pode sustentar a atenção e melhorar a regulação da emoção?
- A melhora no que diz respeito à atenção está relacionada com a função psicológica?
- Quais são os correlatos subjetivos, comportamentais, neurais e fisiológicos desse treinamento?

O plano era estudar um grupo de trinta praticantes de meditação enquanto participavam de um retiro de meditação *shamatha* em tempo integral, praticando em média sete horas por dia, durante três meses, sob a orientação de Wallace. No caso da compaixão, decidimos usar um grupo de controle de trinta meditadores com nível de experiência semelhante, porque provavelmente teria sido equivocado comparar pessoas que quisessem meditar durante três meses em um ambiente de retiro com um grupo aleatório de adultos que não tivessem nenhum interesse pela meditação e que não estivessem dispostos a mudar a vida de nenhuma maneira devido a diferenças inerentes ao grupo.

Para recrutar participantes adequados, colocamos anúncios principalmente em revistas impressas budistas e em publicações na internet, e recebemos 142 inscrições. Fizemos a triagem dos candidatos para garantir que todos eram física e psicologicamente capazes de tomar parte no projeto e tivessem experiência de meditação anterior suficiente. Selecionamos sessenta meditadores e os dividimos aleatoriamente em dois grupos de igual tamanho, compatibilizados por idade, sexo, escolaridade, etnia e experiência meditativa. Enviamos laptops carregados com várias tarefas cognitivas, para serem executadas em computador, aos Estados Unidos, à Europa e ao México, a fim de reunir algumas informações comportamentais dos nossos voluntários antes mesmo que soubessem se fariam parte do grupo de retiro inicial ou do grupo de controle.

Enquanto o primeiro grupo começava o retiro de três meses, os trinta membros do grupo de controle foram levados de avião para a central do retiro, onde foram submetidos aos mesmos testes que os membros do grupo do retiro mais ou menos na mesma hora, mas sem iniciar a mesma prática intensiva de meditação. Três meses depois do término do primeiro retiro, o grupo de controle participou do mesmo programa de retiro de três meses, novamente ministrado por Alan Wallace. A nossa ênfase não era tanto no que efetivamente acontece enquanto a pessoa está meditando, e sim no que acontece por ela ter dedicado tempo à meditação — em outras palavras, procurávamos mudanças de características (o que a pessoa *faz* de um modo diferente *porque* meditou). Testamos o grupo de controle da mesma maneira como testamos os participantes no retiro, e fizemos o acompanhamento de ambos os grupos cinco e dezesseis meses depois de cada retiro.

Essa estrutura possibilitou que usássemos o grupo de controle de duas maneiras: primeiro, pudemos comparar os resultados dos membros desse grupo com os dos participantes do retiro que meditavam em tempo integral. Segundo, pudemos usar os resultados dos membros do grupo de controle quando eles não estavam no retiro como base de referência a ser comparada com os próprios resultados quando fossem posteriormente para o retiro. Havíamos obtido participantes muito empenhados ao longo de uma ampla faixa etária: de 21 a 70 anos. Praticamente todas as pessoas concluíram o período completo de retiro, e todos os membros do grupo de controle fizeram três viagens de seis dias para ser avaliados. Tivemos até mesmo uma boa anuência para a avaliação do acompanhamento.

O estudo inteiro foi realizado na primavera e no outono de 2007 no Shambhala Mountain Center, nas Montanhas Rochosas, situado a nordeste de Boulder, Colorado. Era com certeza um ambiente interessante para um estudo científico. Conseguimos alugar por seis meses uma casa que nunca havia sido de fato usada antes. Ela tinha uma sala de meditação e, no andar térreo, um dormitório que, segundo nos pareceu, poderia se transformar em um esplêndido espaço para o laboratório de campo. Retiramos então as camas e construímos, lado a lado, dois laboratórios de psicofisiologia de nível universitário, cada um deles completo, com uma sala de testes e uma sala de equipamento de controle. Na sala de testes, os participantes poderiam ser submetidos a uma variedade de experimentos relacionados com a atenção e com a emoção. Em certa ocasião, usamos uma câmera de vídeo oculta atrás de um alto-falante para que pudéssemos registrar discretamente a expressão facial dos participantes. A partir da sala de controle, registrávamos sinais do eletroencefalograma e medidas da fisiologia do sistema nervoso autônomo como batimento cardíaco, pressão sanguínea, respiração e sudorese emocional. Também testamos a reação de sobressalto apresentando um ruído alto quando as pessoas olhavam para fotografias escolhidas a fim de provocar experiências emocionais positivas ou negativas. Os estados emocionais alteram a reação de sobressalto, de modo que pudemos examinar o decurso de tempo e a intensidade da emoção despertada por imagens específicas como parte do treinamento. Essa era uma maneira de indicar o tempo de recuperação depois de uma provocação emocional. Também construímos um laboratório de exames de sangue para que pudéssemos preparar amostras para análise bioquímica. No final, destruímos tudo. Ele foi como um laboratório do tipo "mandala de areia".[6]

Durante os retiros, Wallace ministrava duas formas complementares de prática de meditação para concentrar a mente e abrir o coração. A primeira era a meditação *shamatha*, que usava diversas técnicas: "atenção plena da respiração em três fases", baseada na tradição budista theravada; "estabilização da mente em seu estado natural", também conhecida como observação da mente, conforme ensinado na tradição dzogchen do *shamatha* — o que, no linguajar científico, é chamado de observar os eventos mentais; e a percepção consciente da percepção consciente, também conhecida como *shamatha* sem objeto, tal como se ensina na tradição dzogchen do *shamatha*. Wallace também ministrou a prática dos Quatro Imensuráveis (bondade amorosa, compaixão, alegria empática e equanimidade) como meditações guiadas, que os participantes do retiro incluíram em sua prática individual.[7]

Hipóteses, experimentos e resultados

Nossas expectativas com relação a esse projeto podem ser basicamente reduzidas a quatro esferas de mudança: 1) melhor capacidade de concentração; 2) maior acesso à experiência, independentemente do que a pessoa sinta; 3) recuperação mais rápida depois da provocação; e 4) redução de tendências destrutivas.

Tivemos de três a quatro anos de conversas enquanto tentávamos levantar o dinheiro para começar o projeto, de modo que tivemos muito tempo para pensar a respeito das várias maneiras pelas quais poderíamos montar experimentos para testar esses prognósticos. Embora tivéssemos algum interesse em examinar o que acontecia em termos fisiológicos durante a meditação, estávamos principalmente interessados em acompanhar com cuidado por quanto tempo as pessoas praticavam e qual era o tipo de meditação, para que pudéssemos relacionar essas informações com mudanças na disposição de ânimo delas; com eventos emocionais significativos; e com informações experimentais. Usamos os recursos da psicologia social e da psicometria modernas, que incluíam questionários e verificações relacionadas com a atenção plena, com o bem-estar e com a autocompaixão desenvolvidos como parte do crescimento desse campo. Também realizamos entrevistas estruturadas, porque sabíamos que nenhum questionário conseguiria alcançar a natureza da experiência individual de alguém e captar adequadamente o caráter único das metas, dos desafios e das constatações dessa pessoa. Se tivermos um registro de como o mundo se revela para uma pessoa, ele pode ser codificado de maneira rigorosa e quantitativa. (A análise das entrevistas estruturadas é contínua, liderada por Baljinder Sahdra, da Universidade de Western Sydney, e Susan Bauer-Wu, da Universidade da Virginia.)

Tivemos ainda tarefas de base laboratorial relacionadas com as emoções. No cômputo geral, conduzimos quinze experimentos de execução em computador.[8]

Mudanças psicológicas informadas pela própria pessoa

O questionário sobre o humor diário que entregamos às pessoas pedia que classificassem, em uma escala de 1 a 7, 42 palavras que descrevessem disposições de ânimo positivas e negativas. Tanto os participantes do retiro quanto os do grupo de controle preencheram diariamente esses questionários, durante os três meses de retiro. Examinamos como diferentes palavras podiam ser classificadas em conjunto e realizamos uma análise estatística que agrupou algumas das palavras em diferentes "fatores", como mal-estar e bem-estar. Quando calculamos a média de classificação de todos os questionários, o nível de fator bem-estar no grupo de controle permaneceu relativamente uniforme ao longo dos três meses, porém com altos e baixos, enquanto no caso do grupo dos participantes do retiro ele aumentou lentamente. Quando os participantes do grupo de controle iniciaram o próprio retiro, apresentaram o mesmo aumento suave ao longo de três meses.

Quando revelamos os resultados de nossos experimentos, algumas pessoas tendiam a reagir da seguinte maneira: "Oh, é um retiro de meditação. Não é a mesma coisa que umas férias?". É claro que ninguém que algum dia tenha participado de um retiro iria atribuir o aumento de bem-estar ao longo do tempo apenas a circunstâncias externas, além do que um retiro pode, não raro, ser um período complexo e desafiador. Na realidade, a taxa de crescimento constante de bem-estar ao longo do tempo é um argumento contrário à ideia de que quaisquer mudanças positivas possam ser facilmente atribuíveis ao "efeito férias". Ao contrário, o aumento gradual de bem-estar que se reproduziu no segundo retiro sugere que uma mudança interior fundamental resultou do treinamento de meditação e do aprendizado em lidar com as condições da própria mente e aceitá-las.

Em um trabalho de 2011, cujo autor principal foi Baljinder Sahdra, descrevemos como combinamos as informações nos inúmeros outros questionários em um constructo que chamamos de "funcionamento adaptativo". Um aumento no funcionamento adaptativo significa que houve um aumento no bem-estar, na atenção plena, empatia e resiliência do ego, e uma diminuição de depressão, ansiedade, neurose e dificuldades na regulação das emoções.[9] Ao longo do período de três meses não ocorreu nenhuma diferença nessas medições dentro do grupo de controle. Os participantes do grupo do retiro, contudo, exibiram um aumento significativo no funcionamento adaptativo, o qual foi mantido quando foram testados cinco meses depois. Quando os membros do grupo de controle, por sua vez, tornaram-se membros do grupo do retiro, exibiram exatamente o mesmo padrão.[10]

Tínhamos consciência de que alguns participantes do nosso estudo poderiam exibir algum "viés de resposta" — a tendência de responder como achavam que *deveriam*; de tentar dar respostas que, segundo presumiam, os pesquisadores queriam ouvir. Surgiu então a questão de que deveríamos nos pautar em outras mudanças encontradas também, e de se os resultados de nossos outros experimentos ou medições respaldariam as constatações desses questionários.

Cortisol e a atenção plena

Um importante componente de nosso estudo incluía a investigação de mudanças biológicas observáveis que haviam ocorrido como resultado do treinamento intensivo de meditação. O corpo e a mente estão intimamente conectados, de modo que, no espírito de ser o mais abrangentes possível, escolhemos categorizar marcadores biológicos, além das tarefas experimentais, a fim de obter medições mais objetivas, além das informações fornecidas pelas próprias pessoas, que pudessem substanciar nossas alegações.

O cortisol é um hormônio relacionado com o estresse com amplos efeitos fisiológicos que ajudam a mobilizar os recursos do corpo em resposta a um estresse agudo, mas cujas consequências são nocivas se for cronicamente secretado em exagero. Uma das nossas hipóteses era que o processo de se afligir e ruminar acontecimentos passados ou futuros poderia prolongar a liberação do cortisol, o que, por sua vez, poderia contribuir para abrir caminhos à doença e afetar adversamente a saúde física. De modo específico, estávamos interessados em investigar o vínculo entre a atenção plena informada pelos próprios participantes e os níveis de cortisol da tarde e das primeiras horas da noite, ou "PM" (valores combinados de duas horas após o almoço e pouco antes da hora de dormir), perto do início e do final dos três meses do retiro de meditação. Descobrimos que, embora a atenção plena tivesse aumentado entre o período anterior e o posterior ao retiro, o cortisol não havia sofrido alteração significativa depois do retiro, o que foi contrário aos nossos prognósticos. No entanto, essa foi apenas uma "montagem preliminar" das imagens dos dados. Por meio de uma análise adicional, encontramos um interessante padrão de constatações, mais de acordo com nossos prognósticos.[11]

Primeiro, descobrimos que a atenção plena estava inversamente relacionada com o cortisol pm, tanto antes do retiro quanto depois do retiro, mesmo quando levávamos em conta a idade e o índice de massa corporal. Depois, descobrimos que as mudanças na atenção plena entre os períodos pré e pós-retiro estavam associadas a alterações no cortisol pm (do pré para o pós-retiro). Na realidade, um maior aumento na atenção plena foi associado a reduções no cortisol pm, enquanto um menor aumento (ou aumento moderado) na atenção plena, avaliado por três facetas da atenção plena refletidas no treinamento (observação atenta, ação atenta e não reação atenta), foi associado a aumento no cortisol pm.

Essas constatações eram esclarecedoras, já que nenhuma mudança geral no cortisol pm foi observada no estudo enquanto não examinamos os resultados do ponto de vista de diferenças individuais na mudança da atenção plena que tinham sido informadas pelos próprios participantes por meio do questionário. No entanto, seria importante verificar se essas constatações poderiam ser reproduzidas em um grupo maior e com condições mais rigorosas no grupo de controle, por exemplo, um grupo de pessoas que fizesse um tipo diferente de treinamento.

Telomerase e a redução do estresse

A telomerase é uma enzima crucial para o processo de divisão celular. As células do corpo sofrem um processo de divisão conhecido como mitose a fim de passar o material genético de uma geração de células para a seguinte. Durante a mitose, a célula-mãe primeiro copia seu DNA e depois se divide em duas células-filhas, passando adiante uma cópia de cada um dos seus dois cromossomos — estruturas que conduzem as informações genéticas — para cada célula-filha. As extremidades desses cromossomos são cobertas por sequências de DNA que se repetem, conhecidas como telômeros, que regulam a integridade da transmissão genética. No entanto, os telômeros não são completamente copiados a cada vez que as células se dividem, e vão ficando mais curtos a cada divisão celular subsequente. Quando os telômeros ficam curtos demais, as células não conseguem se dividir, e é onde entra a telomerase: ela restaura o comprimento dos telômeros. Nossa colaboradora Elizabeth Blackburn e seus colegas Carolyn W. Greider e Jack W. Szostak ganharam o Prêmio Nobel de Fisiologia ou Medicina de 2009 pela descoberta dos telômeros e da telomerase. É interessante assinalar que o comprimento dos telômeros é prognóstico de longevidade. Um estudo realizado pela nossa colaboradora Elissa Epel e seu grupo de pesquisa no centro médico da Universidade da Califórnia, em São Francisco, em homens com doenças cardíacas, demonstrou que, se os telômeros de um homem encurtassem ao longo de um período de dois anos e meio, havia uma probabilidade de 50% de ele estar morto em dez anos. Se seus telômeros não encurtassem naquele período de dois anos e meio, havia uma probabilidade de 87% de ele ainda estar vivo dez anos depois. Portanto, os telômeros são fundamentais para a longevidade.[12]

Os níveis de telomerase podem alterar o encurtamento efetivo dos nossos telômeros com o tempo. Embora seja uma história complexa, parece que os níveis de telomerase podem aumentar com o bem-estar e diminuir devido ao estresse. Um estudo realizado por Elissa Epel e seus colaboradores demonstrou que a telomerase é suprimida em mães que têm níveis elevados de estresse observados quando estão cuidando de filhos com autismo ou doenças potencialmente fatais.[13] Outros estudos demonstraram que os níveis de telomerase também podem aumentar. Um estudo conduzido por Dean Ornish e seus colaboradores demonstrou que, com uma dieta rígida, exercício, um pouco de meditação e um estilo de vida saudável, os níveis de telomerase aumentam.[14] Isso nos levaria a prognosticar o mesmo tipo de resultados do Projeto Shamatha. Em nosso estudo, Tonya Jacobs, Elissa Epel e colaboradores mediram os níveis de telomerase e descobriram que o grupo de controle tinha 30% menos telomerase do que o grupo do retiro ao final do primeiro retiro de três meses — mesmo grau de mudança verificado no estudo de Ornish.[15] Além disso, esses níveis de telomerase estavam relacionados com diferenças individuais de mudança psicológica ao longo do retiro, fornecendo um forte vínculo entre as mudanças biológicas e a função psicológica.

É importante assinalar que o estresse em si não é necessariamente algo ruim, mas o estresse crônico, uma condição que limita nossa capacidade de lidar com desafios, pode representar um enorme problema. O organismo está sempre trabalhando para manter a estabilidade interna por meio de processos conhecidos como homeostase e alostase. A homeostase diz respeito ao retorno do corpo ao equilíbrio por meio da regulação física de fatores como pressão sanguínea, glicose do sangue, temperatura e acidez. Em contraposição, a alostase diz respeito à capacidade do organismo de alcançar a estabilidade interna final, e ainda permanecer dinâmico e lidar com variações de momento a momento. A alostase é, em certo sentido, a capacidade, em tempo real, de enfrentar desafios.

Uma das hipóteses a respeito dos benefícios da prática da meditação é que esta última pode, com o tempo, melhorar nossa capacidade de enfrentar desafios e mobilizar nossos recursos. A ideia é que você possa, de modo constante e em algum nível, não levar tudo tão a sério — porque você se tornou um pouco menos identificado com o "eu" que você pensa que é "você". A premissa básica é que as práticas meditativas possam aumentar um constructo chamado "atenção plena", e nossa equipe de pesquisa e outros colaboradores começaram uma discussão sobre as múltiplas maneiras pelas quais isso poderia ser conceituado.[16] Se você obtiver aumento de atenção plena e tiver senso de direção e propósito na vida, isso pode aumentar sua resiliência ao estresse e à capacidade de enfrentar desafios, e diminuir sua vulnerabilidade ao estresse. A vulnerabilidade ao estresse está fortemente relacionada com a neurose — a tendência de fazer tempestade em copo d'água. A resiliência ao estresse, contudo, pode ser definida como senso de domínio — também chamado de controle percebido — sobre as condições de nossa vida.

Existem diversas escolas de pensamento relacionadas com como definir e avaliar a atenção plena.[17] Uma metodologia utilizada atualmente pelos psicólogos é por intermédio de questionários.[18] Os questionários nos permitem classificar uma variedade de outras medições psicológicas, como "neurose", "controle percebido" e "propósito de vida". Acompanhamos mudanças nas medições psicológicas informadas pelos próprios participantes ao longo de um período de três meses e descobrimos que o aumento na "atenção plena" foi significativamente maior para os participantes do retiro do que para o grupo de controle. Também encontramos aumento nas medições de "propósito de vida" e "controle percebido" para os participantes do retiro, e diminuição da "neurose".[19]

Além disso, encontramos uma correlação significativa entre a quantidade de atividade da telomerase (medida com base em um tipo de células sanguíneas circulantes conhecidas como monócitos) verificada no final do primeiro retiro e a mudança no "controle percebido" dos participantes do retiro — porém não para o grupo de controle. Nos participantes do retiro, níveis mais elevados de telomerase verificados no final do retiro foram associados a aumento no "controle percebido" e no "propósito de vida", além de diminuição da "neurose" durante todo o período do retiro.

As constatações sobre a telomerase enfraquecem o argumento de que mudanças positivas observadas por meio de relatos nos questionários são atribuíveis ao viés de resposta. Além disso, essas constatações são convincentes porque nos fornecem um elo entre os biomarcadores e as mudanças psicológicas informadas pelos próprios participantes. Não estou afirmando que a meditação lhe proporcionará uma vida mais longa. Não estou dizendo que a meditação por si só eleva os níveis de telomerase ou resulta em telômeros mais longos. Essa afirmação será testada em um trabalho futuro. Mas esse tipo de descoberta motivará tal trabalho. Parece que, de fato, as atividades que promovem uma mudança psicológica positiva significativa, como a meditação, causam um impacto positivo no envelhecimento celular.

Atenção e percepção

As pessoas que tomaram parte nesses retiros de três meses com Alan Wallace eram muito dedicadas à sua prática. Algumas eram capazes de meditar até doze horas por dia e sentiam-se dispostas ao fazê-lo. Uma das prerrogativas básicas dessa prática é que voltar a mente repetidamente para um objeto de concentração, enquanto ao mesmo tempo se monitora a qualidade da atenção a esse objeto, resultará em melhora na atenção sustentada que se disseminará para outras tarefas da vida cotidiana.

Como podemos avaliar a melhora na atenção sustentada? Quase todas as tarefas que existem hoje em dia são concebidas para tentar diagnosticar pessoas que sofrem do transtorno de déficit de atenção, embora tenha havido uma quantidade extraordinariamente pequena de pesquisas sobre o treinamento da atenção. A partir da Segunda Guerra Mundial, pesquisadores que investigavam se os operadores de radar poderiam permanecer por um longo tempo diante de seus consoles caracterizaram a melhora da atenção vinculada a treinamentos como uma tarefa irremediavelmente difícil. Eles acreditavam que ninguém poderia de fato prestar atenção por alguns minutos sem que os níveis de atenção inevitavelmente começassem a cair.

Para pôr à prova a alegação de que a atenção não pode ser mantida, Katherine MacLean concebeu uma tarefa para avaliar a atenção chamada Tarefa de Desempenho Contínuo para Detecção do Objetivo (CPT, do inglês Continuous Performance Task for Target Detection).[20] Nesse teste, a atenção sustentada foi definida como a capacidade de perceber com rapidez minúsculas diferenças entre o comprimento de duas linhas durante todo o período do experimento.

Antes que a tarefa completa de trinta minutos tivesse início, determinamos o "limiar perceptivo" exclusivo de cada pessoa — ou seja, o ponto no qual um indivíduo mal é capaz de discernir com segurança entre dois estímulos muito semelhantes. Para determinar esse limiar perceptivo, apresentamos aos participantes linhas de vários comprimentos, com uma linha aparecendo na tela diante deles mais ou menos a cada dois segundos. Cada linha era mostrada com rapidez (cerca de um décimo de segundo). Na maioria das vezes, a linha era "longa" (cerca de 5 centímetros). Às vezes, a linha era um pouco mais curta. A tarefa do voluntário era apertar um botão quando distinguisse a linha curta.

Pouco depois de os participantes começarem a tarefa, apresentamos a linha curta com um comprimento muito próximo do da linha longa, levando-os a cometer muitos erros; ou seja, eles não notavam mais a linha curta e deixavam de apertar o botão em resposta ao objetivo. Nesse ponto, começamos a deixar a linha novamente mais curta. Uma vez que o participante conseguisse diferenciar com segurança as linhas curtas das longas, deixávamos as linhas curtas novamente mais longas, até que ficassem mais parecidas com as linhas longas. Fizemos isso repetidamente, até convergir no limiar perceptivo. Depois que os voluntários atingiram cerca de 75% na detecção de um comprimento de "linha curta" considerado (o que leva mais ou menos dez minutos), a tarefa completa teve início, usando linhas longas e curtas cujo comprimento não fosse alterado durante o experimento.

Tanto o grupo do retiro quanto o de controle executaram essa tarefa perceptiva de apertar o botão mais ou menos a cada dois segundos durante 32 minutos, sem interrupção. Foi pedido a eles que só apertassem o botão quando vissem a linha curta, o que ocorria em cerca de uma em dez das linhas apresentadas. O desempenho dos dois grupos foi avaliado nessa tarefa antes do retiro. Nesse ponto, não houve nenhum resultado diferente entre os dois grupos. No entanto, depois de cinco semanas de meditação, o grupo do retiro mostrou-se significativamente mais capaz do que o grupo de controle para perceber uma linha curta com um tamanho mais próximo do da linha longa. Eles haviam aprimorado a nitidez de percepção, o que foi mantido no final do retiro e cinco meses depois, no acompanhamento. Quando o grupo de controle foi para o retiro, na metade deste último, exibiram o mesmo padrão do primeiro grupo do retiro, e essa melhora foi sustentada no acompanhamento cinco meses depois, desde que os membros do grupo de controle tivessem continuado a meditar todos os dias (o que também valia para o primeiro grupo do retiro).

Os resultados do grupo de controle e das informações anteriores ao retiro mostraram que, quando a pessoa não estava meditando em um retiro, seu desempenho declinava ao longo do tempo durante essa tarefa, como esperado. É por esse motivo que não colocamos uma pessoa para observar um aparelho de raios X no aeroporto o dia inteiro. No entanto, na metade do retiro, e também no final, os meditadores exibiram uma melhor capacidade sustentada de detectar o objetivo. Tendo em vista a mudança no limiar perceptivo, nossa hipótese é de que a capacidade de continuar a detectar leves diferenças — duas linhas que são quase do mesmo tamanho — está na realidade relacionada com a mudança de percepção. Esse é um ponto importante. Que não se deve tanto à atenção em si ter melhorado, mas ao fato de a tarefa ter ficado efetivamente mais fácil para os meditadores, porque foram capazes de perceber o sinal com mais facilidade; porque seu limiar para ver pequenas diferenças visuais melhorou.

Além das medições comportamentais, examinamos a atividade cerebral a fim de comparar a reação do cérebro à linha longa (o não objetivo) e à linha curta (o objetivo). No segundo retiro, os estímulos nesse experimento não mudaram do início ao fim do retiro. No início, as reações do cérebro às linhas curtas e longas (que eram muito parecidas) não diferiram. E, no final, a linha curta, que era o objetivo, evocou maior reação do cérebro, indicando um maior processamento perceptivo do item-alvo, tendo o não alvo (a linha longa à qual os voluntários não reagiam) evocado menor reação cerebral, indicando um menor processamento perceptivo do não alvo. Isso significa que o cérebro dos meditadores tinha sido, na realidade, otimizado para gerar um sinal maior a partir de uma minúscula diferença perceptiva.[21]

Ao examinar com mais atenção a atividade cerebral, descobrimos outra relação interessante entre os padrões neurais que observamos antes, durante e depois da tarefa, e as reações comportamentais subsequentes dos participantes. Observamos um vínculo entre a diminuição das ondas alfa do cérebro (definidas aqui como potência eletroencefalográfica na amplitude de frequência de 8 a 12 hertz) e o desempenho da atenção sustentada. Quando você tem maior atividade de ondas alfa em uma região particular do cérebro, ocorre com frequência menor ativação cortical nessa região. Por exemplo, quando você fecha os olhos, tem menos atividade visual e, naturalmente, um aumento bem grande de atividade eletroencefalográfica alfa registrável sobre o córtex visual (basicamente, as regiões posterior ou occipital e parietal do cérebro). Pessoas que participaram do retiro de três meses demonstraram níveis alfa mais baixos na região occipitoparietal do córtex imediatamente antes da percepção de um estímulo.

Além disso, a magnitude da redução da atividade de ondas alfa que ocorreu logo antes do surgimento de cada linha longa ou curta prognosticou quanto as pessoas mantinham sua vigilância para detectar as linhas curtas. As pessoas que não exibiram muita mudança da atividade anterior ao retiro para a atividade posterior ao retiro antes que o estímulo fosse apresentado também não exibiram grande melhora no desempenho da tarefa. Em contrapartida, as pessoas que exibiram grande diminuição nos níveis de ondas alfa antes do estímulo demonstraram melhor desempenho na tarefa. Portanto, há uma associação entre o estado cerebral da pessoa inferido pelo eletroencefalograma (algo semelhante a estar mais bem preparado para perceber) e o desempenho efetivo da pessoa.

Inibição da reação

Em uma tarefa relacionada, a Tarefa de Inibição da Reação (RIT, do inglês Response Inhibition Task), foi solicitado aos participantes que, em vez de apertar um botão quando a linha curta fosse apresentada, apertassem o botão em resposta a *todas* as linhas longas, que apareciam 90% do tempo, e que *refreassem* a reação às linhas curtas. As linhas curtas ainda eram o objetivo, mas agora uma reação a um objetivo significava *interromper* a reação motora frequente e habitual de apertar o botão. Assim como a CPT, ocorreu um declínio do desempenho com o tempo no caso de todos os participantes quando não estavam no retiro. Entretanto, quando as pessoas participavam dos retiros de meditação, na metade do tempo de retiro elas começavam a apresentar um declínio menor de desempenho, e, no final dos três meses, esse declínio diminuía ainda mais.[22]

O desempenho nessa tarefa não estava relacionado com o limiar perceptivo. Mais exatamente, a melhora da estabilidade nessa tarefa parecia estar relacionada com o aprimoramento da habilidade cognitiva: o controle executivo. "Controle executivo" é o termo genérico para todos os processos cerebrais que possibilitam manter metas e inibir reações inapropriadas. Grande parte da prática budista tem a ver com a aplicação de níveis muito elevados de controle executivo. Foi interessante que os participantes mais jovens — os que tinham menos de 50 anos —, que não meditavam tanto na vida exterior, demonstrassem melhora mais significativa nessa tarefa do que os participantes mais velhos.

Por meio de complexos procedimentos de modelagem estatística, descobrimos que melhoras na inibição da reação do pré-retiro à metade do retiro na realidade prognosticaram melhoras no funcionamento adaptativo psicológico do pré-retiro ao pós-retiro. A importância e a beleza dessa constatação era sua capacidade de conectar um experimento de inibição de reação desinteressante e de baixo nível à experiência relatada pelos próprios participantes, como foi revelado nos questionários. Nos ensinamentos budistas, as pessoas são encorajadas a cultivar a capacidade de refrear reações automáticas em situações ou relacionamentos emocionalmente intensos, agindo, ao contrário, com uma postura mais assentada e sensata.

As emoções

Além do interesse em categorizar as mudanças biológicas, neurais e comportamentais que resultam da participação em um retiro de meditação intensivo, também estávamos interessados na emoção. Especificamente, nosso interesse era investigar se as reações emocionais das pessoas mudavam no decorrer do retiro e, o que talvez fosse ainda mais importante, se as pessoas conseguiam obter maior compreensão das próprias reações emocionais em decorrência do treinamento.

Para investigar isso, resolvemos criar uma situação na qual a emoção dos participantes era provocada por meio de clipes de filmes que retratavam cenas de sofrimento humano. As expressões faciais dos participantes foram registradas discretamente enquanto assistiam aos *trailers*. Além disso, obtivemos avaliações com base no relato dos próprios participantes, pedindo a eles que indicassem, assim que o *trailer* terminava, o tipo e a intensidade das emoções que haviam sentido. Depois, sugerimos a lembrança do *trailer* apresentando uma espécie de *storyboard*, com quadros que retratavam o conteúdo da produção a cada dois segundos.

Usamos então algo chamado Sistema de Codificação da Ação Facial (FACS, do inglês Facial Action Coding System), desenvolvido por Paul Ekman e Walter Friesen, que descreve 46 grupos de músculos faciais que podem ser visivelmente codificados a partir de registros em vídeo.[23] Dois estudantes de pós-graduação, Brandon King e Anthony Zanesco, coordenados pela pesquisadora de assuntos sobre emoção e professora especialista em FACS, Erika Rosenberg, codificaram nossos registros em vídeo, fotograma por fotograma, a fim de identificar precisamente o momento e a intensidade do movimento dos músculos faciais, descritos como "unidades de ação". A partir dessa avaliação do movimento facial, obtivemos um banco de dados completo do comportamento dos participantes ao longo do tempo. Ao agrupar ocorrências próximas de diferentes unidades de ação, e usando um dicionário de expressões faciais, foi possível descobrir a emoção que alguém expressava em um momento particular, como reação a determinada cena do *trailer*.

Essa codificação de expressões faciais demanda mão de obra intensa. São necessárias aproximadamente duas horas e meia para codificar um minuto de comportamento facial, de modo que codificar as reações perante um *trailer* de apenas dois minutos de duração representa mais do que um dia de trabalho. Essa codificação facial foi realizada com 29 participantes do retiro e 29 membros do grupo de controle, no início e no final do primeiro retiro.

Um dos clipes que exibimos para os participantes no final do período do retiro foi do filme *Fahrenheit 11 de Setembro*. O *trailer* começa com cenas da vida cotidiana no Iraque antes da guerra, com crianças brincando nas ruas e cidadãos frequentando restaurantes. De repente, o filme avança para cenas de bombardeios e ataques de mísseis. Depois, reveza-se entre soldados conversando a respeito de como ficam em estado de extrema excitação para entrar em combate e vítimas de guerra em sofrimento. Com o tempo, os soldados começam a refletir sobre as verdadeiras consequências de suas ações, declarando que aquilo não é "nenhum *video game*", e então são exibidas mais cenas de vítimas de guerra.

Constatamos que, após três meses de meditação, um número maior de participantes do retiro exibiu expressões de tristeza em comparação com os integrantes do grupo de controle, o que sugere a possibilidade de haver um maior nível de envolvimento e solidariedade pelo sofrimento alheio depois da prática de meditação intensiva. Duas outras constatações vieram em respaldo dessa interpretação: as avaliações com base em informações provenientes dos próprios participantes estavam inquestionavelmente relacionadas com a quantidade de expressões de tristeza apresentadas no decorrer do filme, e os participantes do retiro também manifestaram emoções de rejeição (uma mescla de desprezo, aversão e raiva) em *menor número* com relação aos do grupo de controle.

Havíamos prognosticado que observaríamos menos rejeição do sofrimento explícito entre os meditadores do que no grupo de controle, e foi o que de fato ocorreu. O motivo do nosso prognóstico baseava-se no fato de que a capacidade de aprender a confrontar diretamente o sofrimento, e fazer isso com menos aversão, faz parte do treinamento budista. Em contrapartida, a aversão dos membros do grupo de controle aumentou ao longo do *trailer*, já que efetivamente demonstraram uma crescente rejeição durante sua exibição.[24]

Conclusões

Os vários experimentos realizados sob os auspícios de nosso estudo longitudinal por certo aprimoraram nosso entendimento sobre a grande extensão de mudanças emocionais e comportamentais decorrentes da participação em um treinamento de meditação intensivo. Em primeiro lugar, os resultados demonstraram que os relatórios diários dos participantes sobre a disposição de ânimo e características psicológicas são compatíveis com o progresso do bem-estar. Uma constatação interessante foi que essas mudanças estavam relacionadas com níveis mais elevados de telomerase, enzima que desempenha papel crucial na proteção das células contra o envelhecimento precoce. Também descobrimos que os participantes do retiro demonstraram melhora na percepção visual e na vigilância de tarefas que demandavam atenção sustentada, melhoras essas relacionadas com mudanças no limiar perceptivo. Avaliações de reação cerebral demonstraram melhora na distinção entre pequenas diferenças físicas nos estímulos pós-treinamento, sendo que tais reações estavam relacionadas com as diferenças no cérebro na ativação pré-estímulo. Também observamos melhora na inibição da reação, o que, na realidade, era um prognóstico do melhor funcionamento adaptativo psicológico. Informações fornecidas pelos próprios participantes sobre reações à provocação emocional diferiram entre os membros do grupo do retiro e os do grupo de controle. Além disso, os participantes do retiro se mostraram mais propensos a demonstrar expressões de tristeza e exibiram menos expressões de rejeição em relação aos do grupo de controle, demonstrando, após intensa prática meditativa, maior envolvimento e solidariedade com o sofrimento de outras pessoas.

Surgem várias questões quando se tenta realizar uma pesquisa rigorosa nessa área. Por exemplo: que tipos de mudanças poderiam ocorrer pelo simples fato de você dedicar um tempo à meditação, embora tendo em vista todas as mudanças de vida que envolvem a prática meditativa? É o que eu chamo de "efeito bumbum".[25] Além de tudo que pode ser feito em relação à sua filosofia de vida, ao seu entendimento de dharma ou às instruções de meditação específicas a serem seguidas, se você fechar os olhos durante seis horas por dia — ou os mantiver ligeiramente abertos, sem nenhum foco em particular —, seu sistema visual se modificará. Você pode começar a adquirir novos hábitos de comportamento que se ramificarão para a vida diária de inúmeras maneiras. Por outro lado, sua visão de mundo poderá causar um enorme impacto no efeito de qualquer prática a que se dedique. Portanto, temos a visão de mundo, o apoio social de fazer parte de um grupo de retiro e a reorganização neuroplástica devido à mudança comportamental. Qual é, exatamente, o grau de interferência? De modo geral, ele é muito mais que seguir instruções específicas de meditação. Em decorrência, o resultado dos experimentos trouxe à luz tantas perguntas quantas foram respondidas, como é frequente acontecer no caso da pesquisa científica.

Não obstante, o Projeto *Shamatha* é um estudo verdadeiramente pioneiro. É o primeiro estudo longitudinal do seu tipo que compatibilizou um grupo de controle em lista de espera aleatória com um conjunto de medidas extremamente abrangente.[26] Outra coisa que torna o Projeto *Shamatha* singular é a maneira como recorreu a vários métodos de análise de um vasto horizonte de áreas, como neurociência cognitiva, biologia, psicologia social e antropologia.

À medida que damos seguimento à análise desse complexo conjunto de informações com um novo apoio, proveniente do subsídio da John Templeton Foundation,[27] e, aliás, à medida que continuamos a investigar questões significativas dentro do campo da ciência contemplativa como um todo, precisamos ter em mente a natureza multidimensional de algo tão intrincado quanto a natureza da mente humana, além do progresso autodirigido e da transformação. A área enfrenta numerosos desafios, mas, com os métodos científicos à nossa disposição, e com sincero reconhecimento não apenas dos pontos fortes, mas também das limitações dessas metodologias investigativas, estamos prontos para continuar a investigar cientificamente o treinamento mental budista e o que ele significa para os participantes de nosso estudo em termos de aplicação benéfica potencialmente ampla.[28]

5

Meditação e emoção

Erika Rosenberg, Ph.D.

As emoções causam uma poderosa influência em nosso estado de espírito, felicidade e até mesmo saúde, mas temos algum controle sobre elas? Erika Rosenberg, cientista e consultora do Center for Mind and Brain da Universidade da Califórnia, Davis, é uma proeminente especialista no estudo das emoções, além de professora de meditação. Ela nos conduz, passo a passo, em uma jornada através do processo emocional, explicando o que pode acontecer se adicionarmos um pouco de meditação a essa aventura.

Estudo as emoções, como cientista, há mais de vinte anos. Durante esse período, também tenho praticado a meditação e a ensinado aos outros. Nesses dois empreendimentos, concentrei-me em particular nas emoções, porque descobri que elas desempenham um profundo papel em minha vida, e sei que podem ser a fonte tanto de uma grande alegria quanto de um grande sofrimento. Durante muitos anos, essas duas linhas de trabalho seguiram de modo independente, mas, na última década, elas se uniram. Hoje estou empenhada em reunir ciência e meditação a fim de proporcionar benefícios às pessoas. Vou examinar aqui como essa dupla perspectiva afetou meu entendimento da emoção, não apenas como pesquisadora, mas também como professora de meditação.

Quando os caminhos da ciência e da meditação se juntam e entra em discussão como os benefícios práticos dessas duas áreas se sobrepõem, não raro é ressaltado que a meditação e a ciência compartilham a mesma abordagem. Gostaria de assinalar outra semelhança, ou seja, que tanto a ciência quanto a meditação são processos empíricos — estão radicados na observação. Como cientista, podemos ter noções a respeito de como as coisas funcionam, mas estudaremos o mundo exterior, observaremos fatores como o comportamento, a função corporal, os padrões atmosféricos e assim por diante, e verificaremos se essas observações, quando obtidas sistematicamente e analisadas, correspondem às nossas ideias sobre como o mundo funciona. Se não corresponderem, modificaremos nosso ponto de vista. Essa é uma das maneiras pelas quais a ciência difere da filosofia. A ciência está mais relacionada com a observação do que com a lógica. Talvez, às vezes, até devesse envolver mais a lógica, mas ela consiste, de fato, em verificar se nossas opiniões ou pensamentos são compatíveis com o que encontramos quando estudamos essas ideias no mundo.

A meditação também diz respeito à observação, porém trata-se de uma investigação interior. Nossa jornada como meditadores está completamente envolvida com o exame da mente, de modo que fazemos perguntas a respeito de como ela funciona, e aprendemos que não devemos necessariamente acreditar em nossos pensamentos. Estudamos e adquirimos uma crescente objetividade com relação aos próprios pensamentos, emoções e experiências.

As duas podem parecer muito diferentes a princípio, mas tanto a meditação quanto a ciência são processos empíricos, podendo se inspirar mutuamente.

As emoções surgem em resposta a coisas que importam para nós. Não temos reações emocionais ao que não tem importância. Acontecimentos no mundo, pensamentos, ideias, memórias, coisas que estimulam nossos sentidos, mas que também têm algum significado para nossa segurança física, metas na vida e nosso bem-estar — esses são os eventos aos quais reagimos emocionalmente. Quando temos essas reações, elas são muito poderosas. Nosso coração pode disparar, a pele pode ficar úmida, podemos sentir vontade de nos mover. É por esse motivo que prestamos tanta atenção às emoções, e também por que são fonte de tanta alegria e de tanto sofrimento em nossa vida. Elas podem nos esmagar.

Quando examinamos o poderoso efeito que as emoções têm sobre o corpo, bem como sobre os pensamentos e a mente, não raro temos a sensação de que elas acontecem *a* nós. Pensamos: *Oh! De repente fiquei zangado. Não sei como isso aconteceu.* Meu mentor Paul Ekman, especialista proeminente no estudo de expressões faciais da emoção, usou a palavra "espontaneidade" para essa sensação. Temos a impressão de que as emoções simplesmente acontecem, e por alguma razão isso gera a sensação de que elas estão *fora* de nós. Mas não é esse o caso. Elas são produtos de nossa mente; emergem dos nossos pensamentos. As emoções surgem como resultado de como vemos o mundo, mas permanece o fato que são mesmo poderosas e podem tomar conta do nosso corpo.

Outra coisa muito importante a ser lembrada é que a reação emocional é *rápida*. Quando estudamos as reações emocionais das pessoas em laboratório, observamos que as emoções são muito breves. Às vezes, elas duram alguns segundos. Quando digo isso às pessoas, elas replicam: "Mas eu fiquei infeliz o dia inteiro" ou "Fiquei triste por horas a fio". Em geral, o que acontece nesses casos é que há uma revisitação das emoções, ou ocorrências repetidas do mesmo tipo de emoção. Se estávamos tristes, continuamos a pensar no que nos deixa tristes. A tristeza em si se torna a base de mais tristeza, e ocorre então um ciclo recorrente. Ficamos repetidamente tristes. No caso de qualquer emoção considerada, as principais mudanças que acontecem no corpo ao registrarmos algo que nos é significativo passam por nós com rapidez e depois vão embora. Mas persistem e parecem duradouras quando entramos em um ciclo recorrente.

A razão pela qual as emoções acontecem dessa maneira está relacionada com nossa origem evolucionária. De acordo com a biologia e a psicologia evolucionárias, as emoções se desenvolvem devido à capacidade de nos ajudar a reagir prontamente diante de certas condições críticas no ambiente. Essa informação é importante para nos ajudar a entender a intensidade com que as emoções nos afetam. Por exemplo, se em meu passado ancestral eu estivesse colhendo frutinhas silvestres e, de repente, um animal selvagem aparecesse diante de mim, teria me sido benéfico ser capaz de me mexer e sair do caminho dele o mais rápido possível. Se eu tivesse que me sentar e pensar: *Humm, talvez esta seja uma situação perigosa, talvez eu deva ir embora,* quando chegasse ao fim desse pensamento a chance de estar morta seria grande.

Esse é um exemplo da evolução humana, mas podemos recuar ainda mais, porque sabemos que animais não humanos, não primatas, também têm emoções. As criaturas que tinham essa capacidade de gerar uma reação corporal que instigasse o movimento de forma realmente muito rápida, sem envolver muito o pensamento, podiam reagir com mais rapidez e eficiência às situações críticas no ambiente do que as criaturas que careciam dessa capacidade. Essa é a descrição evolucionária-padrão da emoção. Deixarei que reflita sobre se essa explicação funciona para todos os tipos de emoção, mas com certeza ela funciona para emoções negativas, como o medo.

Essa descrição explica por que certas mudanças acontecem de repente: o batimento cardíaco aumenta, a respiração se acelera e o coração bombeia sangue para os músculos esqueléticos, para que você possa se mexer e se afastar da origem do perigo. É claro que não encontramos situações como essa com muita frequência em nossa vida atual, mas às vezes acontece. Você pode estar dirigindo em uma estrada e, de súbito, um carro para na sua frente, e você tem que pisar no freio muito bruscamente para salvar a própria vida. Se tivesse que se sentar e fazer uma análise racional desse momento particular, o resultado não seria muito positivo.

Portanto, existem situações em que uma reação rápida é muito útil. Mas existem diversas outras nas quais o passado ancestral usurpa nosso bem-estar. Não precisamos ter esse tipo de reação quando esperamos encontrar uma situação difícil no trabalho, por exemplo. Um pouquinho de ansiedade poderá nos ajudar a ficar atentos, mas ela pode se intensificar a ponto de nos deixar paralisados. É por isso que é tão importante entender como as emoções funcionam e aprender a trabalhar com elas. Se compreendermos que são breves, embora provoquem poderosas mudanças, podemos aprender a superá-las.

Também é importante compreender que as emoções propriamente ditas, a partir do ponto de vista das mudanças que acontecem quando as experimentamos, não são nem boas nem más. Algumas emoções são agradáveis e outras não, mas o "bom" e o "mau" efetivos, assim como o positivo e o negativo, são na realidade mais um resultado do que acaba emergindo da situação. Digamos que alguém faça algo que o insulte e você comece a sentir a energia da raiva surgindo em seu corpo. Se superar essa raiva apenas respirando fundo e deixando de pensar nela, ela vai embora. No entanto, se, assim que a raiva se manifestar, você disser uma coisa desagradável a quem o insultou, eis aí a parte destrutiva. O que conta é o comportamento que a emoção provoca.

As emoções em si não são sofrimento. Assim como os pensamentos acontecem, as emoções também apenas acontecem. Podemos, por meio de um trabalho interior e muita prática, começar a modificar a maneira como encaramos as situações, o que mudará o tipo de emoções que temos, embora, ainda assim, continuemos a ter emoções. O objetivo da meditação não é eliminar as emoções. É aprender a conviver com elas de maneira habilidosa e ser compassivos em relação a nós e aos outros. Conversei com pessoas que praticam a meditação há 35 anos em uma tradição monástica, e adivinhe só uma coisa: elas ainda têm emoções! O sofrimento resulta do comportamento motivado pela emoção — quer você diga algo de que se arrependerá mais tarde, quer faça alguma coisa que, em última análise, será destrutiva para você, como beber em excesso.

O sofrimento também pode resultar da maneira como nos relacionamos com nossas emoções. Digamos que você está há horas na fila do supermercado e, de repente, alguém rudemente passa na sua frente. Quando enfim vai embora, está furioso, porque o que aquela pessoa fez não foi justo. Mas o que faz em seguida? Horas depois, ainda está pensando nas palavras inteligentes que poderia ter dito para acertar as contas com quem furou a fila? Podemos continuar nesse processo por horas a fio, embora a maioria das situações nas quais fazemos isso em nossa vida seja muito trivial. Alguém pode lhe ter feito um gesto obsceno no trânsito, e você continua a esquentar a cabeça com isso. Depois de algum tempo, se dá conta de que desperdiçou cerca de duas horas do dia pensando nesse acontecimento trivial. Isso é sofrimento. É bem verdade que, às vezes, coisas genuinamente dramáticas e traumáticas acontecem em nossa vida. Mas grande parte do sofrimento que cria os efeitos fisiológicos do estresse, causando impacto negativo na saúde mental e física, se dá apenas porque nos fixamos em acontecimentos triviais desagradáveis e os repetimos incessantemente na mente.

O sofrimento também resulta de emoções a respeito da emoção. Assim como temos a tendência de remoer a tristeza quando estamos tristes, fazemos o mesmo com a ansiedade. Digamos que temos um grande projeto para entregar, uma grande apresentação para fazer ou apenas uma hora para terminar uma prova. Começamos a pensar no assunto e ficamos ansiosos, e, quando isso acontece, ocorre o que chamo de "emoção a respeito da emoção", ou "agitação devido à agitação". Sentimos ansiedade pelo fato de estarmos ansiosos. Isso acontece com quem tem dificuldade para dormir à noite. A pessoa provavelmente já está se sentindo um pouco agitada, e depois começa a pensar: *Oh, não! E se eu não conseguir pegar no sono?* Isso cria mais ansiedade, e ela pensa em seguida: *E se der duas horas da manhã e eu ainda estiver acordada?* A pessoa não para de expandir a situação. Esse é outro tipo de sofrimento que as emoções podem criar.

Eu gostaria de apresentar uma visão da emoção que, em minha opinião, nos ajuda a entender não apenas como as emoções funcionam, mas também as oportunidades de mudança e os tipos de qualidades e habilidades que podemos cultivar por meio da prática meditativa. Trata-se de uma visão da emoção como processo — um conceito que não será novo para ninguém que tenha formação em psicologia. Os elementos dessa visão recorrem aos teóricos da avaliação, como Richard Lazarus, e também aos teóricos evolucionários. De acordo com essa visão, as emoções sempre começam com algo que poderíamos chamar de acontecimento antecedente. A emoção ainda não começou efetivamente, mas tem que haver alguma coisa no mundo, seja na sua mente, ou algo mais simples, como pisar em um monte desagradável na calçada, que o faz contemplar e avaliar. Pode ser uma lembrança, pode ser ver o rosto de um amigo ou o cocô do cachorro na calçada — esse é o acontecimento antecedente. Você avalia o que aquilo significa para você — é o que chamamos de avaliação.

É muito importante ressaltar que essa avaliação, essa estimativa da importância de um acontecimento — seja ele qual for —, com frequência não é consciente. Na maioria das vezes, em especial se levarmos em conta a duração de uma emoção, ela provavelmente será muito rápida e automática. Às vezes, porém, a avaliação é consciente, mas na maior parte das vezes não, e dá-se então um processo de avaliação muito breve. Se esse acontecimento for significativo para a pessoa envolvida, uma emoção se seguirá. Se o acontecimento não for significativo, não gerará nenhuma emoção. Por exemplo, se estiver andando na rua e, de repente, avistar uma pessoa que lhe seja importante, você vai pensar: *Oh, lá está a Sara. Faz tanto tempo que não a vejo.* Surge então uma emoção.

Uma vez que a emoção é gerada, os mais diferentes tipos de coisas acontecem, e esse é o estágio que chamamos de reação emocional. Existe uma reação fisiológica do sistema nervoso autônomo — a ramificação do sistema nervoso que controla todos os processos que normalmente são autônomos e ocorrem sem controle consciente, como as mudanças no batimento cardíaco, na condutância da pele e na secreção das glândulas. Tudo isso é ativado. Bem como as tendências comportamentais — quer você queira avançar em direção a alguma coisa ou se afastar dela, por exemplo. Os pensamentos também são ativados. O componente da cognição é uma rede de memórias e associações, talvez da última vez que você viu Sara, ou da última vez em que esteve em um estado de sentimento semelhante. Ocorrem também com frequência, embora nem sempre, elementos expressivos comportamentais, como mudanças na expressão facial. Pode haver também mudanças na expressão oral, porque as cordas vocais são inervadas pelo sistema nervoso autônomo, e durante a excitação emocional a voz fica mais alta. As mudanças advindas da experiência também são importantes, e com isso me refiro à qualidade de como é se sentir alegre ou triste, culpado, ou de estar com ciúme ou se divertindo. Tudo isso acontece realmente muito, muito rápido.

Agora, vamos nos voltar para a meditação. Se você cultivar certas qualidades por intermédio da meditação — digamos que você venha trabalhando com relaxamento, ou apenas com a estabilidade e a tranquilidade —, de súbito abrem-se oportunidades de interferir em cada estágio do processo emocional. A pesquisa de Sara Lazar sobre o estresse demonstrou que havia uma mudança no tamanho da amígdala, que não se revertia quando os meditadores voltavam ao mesmo ambiente de trabalho e à mesma vida estressantes. Disso se deduz que não é a situação que conta, e sim como a avaliamos.[1] O acontecimento antecedente é o estímulo, mas temos flexibilidade na maneira como reagimos a ele. Eis onde reside a liberdade. Não estamos vinculados a um reflexo, como quando alguém bate com um martelo em nosso tendão patelar e não podemos impedir que o joelho sofra um espasmo. Qualquer situação apresenta uma quantidade infinita de flexibilidade, de modo que esse é o ponto em que há uma enorme oportunidade para a mudança.

Se você vem se dedicando à prática do *shamatha* básico, estabilizando a mente e cultivando a qualidade da calma, algo que acontece com relativa rapidez é você simplesmente *ficar* mais calmo; e, se você cria mais calma no seu corpo, pode usar isso como antídoto se alguma coisa o deixar agitado. Você pode se acalmar. Essa é uma das dádivas da prática meditativa. Você sabe como fazer isso e pode aplicar esse conhecimento quando precisar. Mas e quanto à mudança de traços da personalidade? Você pode se tornar uma pessoa mais calma? Se você conseguir se manter mais calmo, provavelmente tenderá a reagir menos. Quando ensino meditação, utilizo bastante a milenar metáfora da água. Se a água dentro de um copo for agitada, e houver algum sedimento ou silte nela, você não vai enxergar nada através da água. Se parar de agitar o copo d'água, no entanto, o sedimento se acomodará, e você terá um espaço límpido. Se pensar nesse espaço límpido como uma metáfora para a mente, você agora é capaz de enxergar melhor.

O que adoro nessa metáfora do copo d'água é que, quando o sedimento se acomoda na água, embora ela esteja límpida, ainda assim é possível enxergar o material que compõe o sedimento. É nesse ponto que a atenção plena é conveniente, porque você pode observar o que está em sua mente. Se conseguir enxergar sua tendência habitual de achar que o mundo quer prejudicar você, ou que sempre vai se sair pior que os outros, é possível decidir: *Bem, esse é um modo de pensar que eu sigo grande parte do tempo, mas não tenho que pensar dessa maneira. Agora posso olhar para todo esse espaço claro e aberto. Minha mente pode ir para outro lugar.* A meditação, portanto, pode causar um enorme impacto no estágio de avaliação do processo, que é o que motiva a emoção.

A qualidade da avaliação determina o tipo de emoção resultante. Se você encarar uma situação como uma ameaça à sua segurança física e às suas metas — portanto, com probabilidade de que não vá conseguir o que quer —, isso pode conduzir à ansiedade ou ao medo. Se alguém o frustrou ou insultou, o resultado em geral é a raiva. Já uma situação de perda provoca tristeza. Mas tudo diz respeito a como você encara a situação. Sabemos que duas pessoas podem estar na mesma situação e ter uma reação emocional muito diferente diante dela.

Você pode não ser capaz de controlar exatamente o que acontece a você no mundo, mas pode controlar a maneira como reage às situações, e é nesse ponto que reside a liberdade, como eu já mencionei. Sendo assim, existem muitas oportunidades de mudança no estágio da avaliação. Se tiver cultivado a calma, também terá oportunidade de influenciar o estágio da reação emocional. Você não pode impedi-lo de acontecer, mas, se tiver cultivado uma base de tranquilidade — algo verificável em termos empíricos; temos os dados para comprovar esse fato —, talvez não tenha uma reação tão intensa, podendo assim se recuperar com mais rapidez.

Uma vez que a reação emocional tenha acontecido, se você deixar que essa energia se desloque através de você, compreendendo que não precisa se identificar com ela ou se agarrar a ela, apenas sentirá essas mudanças energéticas, e elas se aquietarão. A outra reação que você pode ter quando isso acontecer é ficar muito irritado, amedrontado e zangado com o fato de ter uma emoção, e assim continuar a alimentá-la. Porém, se estiver calmo, se sua mente estiver límpida e se tiver cultivado a atenção plena, poderá ter mais escolhas a respeito do que fazer, uma vez que a situação tenha surgido. Talvez o mais importante seja poder fazer escolhas conscientes de como você age. Nesse caso, não falo de uma perspectiva científica; falo com base em dados provenientes da experiência como praticante de meditação. Todo o processo se desacelera.

Se você se familiarizar com as mudanças que acontecem no seu corpo, poderá perceber com antecedência uma emoção. Será capaz de sentir o coração disparar e então dizer a si mesmo: *Oh, não! Estou ficando zangado. Estou sob influência da raiva, quase como se ela fosse uma droga poderosa.* A raiva pode ser muito destrutiva, principalmente por causa dos tipos de comportamento que ela motiva, e com frequência a descarregamos nas pessoas que amamos. Alguém pode fazer alguma coisa que o provoque, e você fica realmente irritado. Antes que se dê conta, já terá dito algo que gostaria de não ter dito. Contudo, se tiver praticado um tempo, poderá sentir o que está acontecendo e perceber que você está sob influência da raiva. Compreenderá então que é melhor não dizer nada, e é o que você faz. Apenas permite que a energia da raiva siga seu curso. Não é uma questão de tentar afastá-la, mas simplesmente de deixar que siga o curso dela. A energia vai se apaziguar por si só.

Portanto, a meditação pode fazer uma enorme diferença para as emoções, de várias maneiras. Uma delas é esse aspecto tranquilizador, e o outro diz respeito à atenção plena, porque ela pode desempenhar um papel, desde o início, na maneira como você enfrenta os acontecimentos; no modo como você habitualmente reage a certas situações. Em vez de fazer uma avaliação rápida e automática, talvez você possa desacelerar esse processo e perceber que a situação não é ameaçadora. A avaliação é um estágio no qual a atenção plena tem enorme impacto. Uma das coisas que faço quando ensino meditação, e o mesmo acontece na Redução do Estresse Baseada na Atenção Plena, é encorajar as pessoas a sentir a emoção ou o estresse no corpo. Conseguir notá-lo e senti-lo pode ser um processo incrivelmente enriquecedor em termos de informação. Se puder perceber, por exemplo, que está começando a se sentir amedrontado, isso lhe diz algo a respeito da impressão que teve da situação. Então, você pode perguntar a si mesmo: *Por que estou com medo de entrar aqui? O que há de ameaçador aqui?* Uma das coisas a respeito da meditação é esse elemento de analisar e investigar, em certo sentido, como você funciona, e, nesse processo, aprender a respeito de si mesmo. Portanto, a atenção plena é proveitosa em todos os estágios do processo da emoção, desde o da avaliação até o da reação.

Gostaria também de enfatizar a importância da bondade amorosa e da compaixão. Quando falo sobre felicidade com meus alunos, não raro eu a defino como "sentir-se cada vez melhor com o que quer que aconteça na vida". Pode soar um tanto enfadonho e realista em excesso, mas, quando falamos a respeito de felicidade, não estamos necessariamente falando sobre alegria ou júbilo, que podem ocorrer em determinada situação. O que realmente queremos dizer é: *Você está bem? As coisas estão correndo bem? Você consegue levar a vida de maneira agradável?* Para ser feliz, é preciso ser capaz de ser delicado consigo, sentir-se bem em relação a si mesmo e ter senso de humor a respeito das próprias limitações. Surgem então uma leveza e uma alegre disposição. Todos já encontramos pessoas que têm essa qualidade leve e jovial. Quanto mais você for capaz de ser gentil consigo mesmo, mais feliz será. Essas qualidades também podem ser cultivadas.

É claro que a maioria das práticas está voltada para o cultivo da compaixão pelos outros, para ser mais amável e não prejudicial, e para neutralizar a raiva e os estados emocionais destrutivos. No entanto, a ternura e o cuidado *consigo mesmo* são fundamentais para que se possa abandonar as fontes de sofrimento na vida. Um dos grandes problemas de toda a infelicidade e sofrimento que experimentamos no que diz respeito às emoções é o fato de não conseguirmos abandonar as coisas; de nos agarrarmos incessantemente a elas. Perseveramos no apego à fonte da aversão ou do transtorno. O cultivo da atenção plena e da autocompaixão possibilita que nos acalmemos; que percebamos o que fazemos e nos lembremos do seguinte: *quero ser feliz e obter as fontes de felicidade. Quero ficar livre do sofrimento e das fontes de sofrimento.* Se você trabalhou com isso e se de fato interiorizou o processo, então pode dizer a si mesmo: *Bom, não quero ser infeliz. Então, como devo agir?* Com a prática, essa reação pode se tornar cada vez mais automática.

Se eu tivesse que dizer em uma ou duas frases quais são os benefícios da meditação para a sua vida inteira — em termos emocionais, em particular —, seria algo como: a prática meditativa ajuda a introduzir o elemento da escolha. As emoções parecem espontâneas, como se acontecessem *a* nós e fôssemos dominados, sem poder fazer nada a respeito delas. No entanto, podemos modificar isso: podemos nos acalmar, aprender a enxergar, aprender a levar as coisas menos a sério — o que é um avanço considerável. Não podemos necessariamente controlar o que o mundo exterior nos apresenta, mas podemos controlar como reagimos a ele. Esse é o elemento da escolha, e escolha cria liberdade.

Expliquei um tanto detalhadamente como meu estudo das emoções impregnou minhas ideias na prática e no ensino da meditação, mas vou falar agora sobre o papel que essa prática desempenhou no modo como me conduzo como cientista, e na maneira como faço perguntas. Quando estudamos as emoções no contexto do Projeto Shamatha — e estamos apenas começando a entender as informações dele —, uma das questões que examinamos é se o cultivo da calma, da clareza e de qualidades do coração causaria efeito nos tipos de emoção que temos em reação a diferentes situações. Mas também estávamos extremamente interessados em saber se isso aumentaria a percepção consciente das emoções à medida que elas se desenvolvessem. Quando você pratica regularmente a meditação, pode começar a desacelerar o processo emocional. Pode assistir ao surgimento de uma emoção e saber o que está sentindo enquanto ela aflora, em vez de só descobrir isso mais tarde, quando reflete a respeito do que aconteceu. Até onde sei, ninguém estudou realmente esse tipo de coisa em um laboratório.

Um dos estudos que realizamos como parte do Projeto Shamatha foi exibir *trailers* perturbadores de filmes para pessoas, avaliar as expressões faciais delas e efetuar classificações bastante detalhadas de suas experiências. Uma das razões que nos levou a fazer isso foi o fato de desejar ter uma ideia da emoção da pessoa enquanto ainda estivesse ativa nela. A pergunta era: podemos testar se a meditação nos torna observadores mais apurados de nossas emoções? Qualquer praticante de meditação responderia: "É claro que torna!". Mas achamos que seria fascinante se conseguíssemos obter alguma evidência científica disso, de modo que decidimos provocar emoções, e avaliamos a experiência e o comportamento ao longo do tempo.²

Como alguém pode avaliar se podemos nos tornar observadores mais precisos de nossas emoções? A única maneira que conhecemos de descobrir o que as pessoas pensam que sentem é perguntando a elas. Imediatamente depois de terem assistido ao *trailer*, portanto, foi solicitado aos participantes do estudo que fornecessem um perfil emocional razoavelmente detalhado do que haviam sentido durante todo o tempo, para que pudéssemos ter um registro contínuo. Não quisemos perguntar o que eles sentiam enquanto assistiam ao *trailer*, porque, se você tiver que relatar seus sentimentos enquanto assiste a alguma coisa, para início de conversa, terá dificuldade em conseguir assisti-la. Além disso, ao esmiuçar e analisar as expressões faciais dos voluntários à medida que iam se transformando no decorrer do tempo, quase quadro a quadro, tivemos uma avaliação dinâmica de comportamento, que serviu como um indicador objetivo do que se passava com eles. Presumimos que os meditadores que participaram do retiro intensivo exibiriam maior coerência entre o que o rosto mostrou (um índice de emoção objetivo) e o que afirmariam ter sentido ao longo de todo o *trailer*. Em outras palavras, esperávamos que o relato deles sobre as próprias emoções fosse mais exato do que o dos membros do grupo de controle.

Ainda não temos as constatações sobre essa congruência, mas, se as informações respaldarem nossa hipótese, elas nos fornecerão a primeira evidência científica de que podemos aprender a perceber as emoções enquanto elas ocorrem. Essa percepção é necessária se quisermos ter escolha com relação à maneira de reagir, e essa é a essência da liberdade — conseguir separar as reações emocionais das situações de nossa vida. Mas será que, quando as pessoas têm essa informação, elas conseguem fazer escolhas sobre as próprias emoções a tempo? Seria formidável testar empiricamente essa pergunta, mas ainda preciso pensar em como isso poderia ser testado em laboratório. Trata-se de algo que gostaríamos de examinar na sequência.

Gostaria de encerrar com uma citação de meu mestre, Tarthang Tulku Rinpoche. Seu livro *Openness Mind* contém um trecho maravilhoso em que ele descreve como tentamos evitar as emoções porque as achamos extremamente frustrantes.

Em vez disso, diz ele, devemos acolhê-las de modo positivo. Na realidade, isso é muito comum na tradição tibetana: acolher emoções como oportunidades para a transformação e o amadurecimento. "As emoções nos mostram para onde devemos conduzir nossa atenção. Em vez de obscurecer o caminho, podem desimpedi-lo e torná-lo mais estimulante."[3]

Em outras palavras, as emoções contam o que é importante para nós. Mostram em que precisamos trabalhar, e, se pudermos aprender com isso, poderemos nos deter um pouco e refletir mais sobre as escolhas que fazemos e as oportunidades que temos de alcançar mais felicidade e nos libertar do sofrimento.

6

Meditação e neurociência

Sara Lazar, Ph.D.

Você já teve vontade de saber o que se passa dentro da cabeça de alguém durante a meditação? A neurocientista Sara Lazar usa um escâner de ressonância magnética para medir a atividade cerebral e investigar como a prática regular pode alterar a estrutura cerebral de um meditador. Ela apresenta algumas de suas mais recentes pesquisas, que demonstraram que a meditação modifica partes do cérebro responsáveis pelo processamento das emoções, causando um poderoso efeito sobre a amígdala, a estrutura cerebral que ativa o medo, o estresse e a raiva.

Há mais de dois mil anos tem se afirmado que a meditação pode ocasionar um vasto leque de efeitos positivos, tanto para o corpo quanto para a mente. Apenas muito mais recentemente, contudo, a comunidade científica começou a tornar públicas as inúmeras mudanças benéficas que ocorrem enquanto uma pessoa medita, que incluem redução nos hormônios do estresse e aumento nos marcadores biológicos do relaxamento físico.

Além dos efeitos mais imediatos da meditação, os praticantes também informam experimentar outros mais duradouros. Embora conste que a sensação de calma e clareza, que não raro persiste ao longo do dia inteiro, não é tão intensa quanto durante o período em que a pessoa está formalmente meditando, os praticantes com frequência relatam que depois de meditar eles se sentem mais capazes de controlar e lidar com situações ou emoções difíceis; que sentem mais empatia e compaixão; e que constatam melhora no que diz respeito à memória e à capacidade de prestar atenção. Vários grupos científicos começaram a testar em laboratório essas alegações, e existem hoje evidências científicas satisfatórias que respaldam algumas delas, em particular no que diz respeito à atenção e à compaixão. No entanto, ainda não está claro de que maneira a prática da meditação conduz a esses amplos efeitos e, especificamente, quais são os mecanismos neurais que estão por trás dessas mudanças benéficas. O objetivo de minha pesquisa, portanto, é entender como a prática da meditação afeta o cérebro e como essas mudanças cerebrais podem, por sua vez, causar benefícios duradouros.

Defino aqui o termo comportamento de maneira ampla, como ações tanto do corpo quanto da mente. Sob essa designação genérica, aspectos da experiência humana que os meditadores afirmam poder ser modificados com a prática, como as emoções, a atenção ou a intenção, podem ser definidos como comportamentos. Com base nessa perspectiva neurocientífica, todo comportamento depende da atividade do cérebro, a qual por sua vez depende da estrutura cerebral. Esta última pode ser definida muito livremente como qualquer coisa relacionada com a maneira pela qual os neurônios se comunicam uns com os outros, desde o número de conexões entre os neurônios à quantidade de neurotransmissores que é liberada entre eles. Acredita-se, de modo geral, que, para que aconteça uma mudança duradoura, é preciso ocorrer uma mudança correspondente na estrutura do cérebro. Por exemplo, quando você adquire uma nova informação, ocorrem mudanças na estrutura do seu cérebro quando a informação é codificada na memória. No dia seguinte, esses neurônios vão funcionar de maneira diferente, possibilitando que você se lembre da informação. Esse processo é conhecido como neuroplasticidade.

Outro modo de modificar a estrutura do cérebro é repetir muitas vezes um comportamento. Cada vez que você faz isso, desencadeia uma cascata de atividade cerebral correspondente, e com o tempo esses padrões se tornam automáticos e codificados de maneira diferente se comparados a comportamentos aleatórios. É assim que são formados os hábitos.

A neuroplasticidade é parte central tanto do processo terapêutico quanto do processo de aprendizado. Se um paciente deprimido procurar um médico, este poderá prescrever um medicamento antidepressivo, que alterará a estrutura do cérebro do paciente. A ingestão regular do medicamento alterará a quantidade de neurotransmissores liberados ou removidos do espaço entre os neurônios. Isso, por sua vez, afeta a atividade cerebral do paciente, o que causa mudanças no comportamento, nesse caso, uma disposição de ânimo menos depressiva. Se o mesmo paciente procurasse um psicoterapeuta, este poderia recorrer à terapia por meio da palavra. O terapeuta poderia desafiar algumas das convicções e inseguranças do paciente, ou incentivá-lo a olhar para as situações sob uma perspectiva diferente. Se essas técnicas obtiverem êxito, algumas mudanças na estrutura ou na função cerebrais acompanharão essa mudança de perspectiva ou de atitude. O trabalho de Helen Mayberg e colaboradores oferece alguns exemplos interessantes a respeito desse assunto.[1]

Nas minhas pesquisas, eu me proponho investigar o que acontece se a pessoa se dedicar com regularidade à meditação durante quarenta minutos por dia, ao longo de vários anos. Se a meditação pode acarretar mudanças duradouras na disposição de ânimo, na atenção e em relação a outros comportamentos, então provavelmente é possível também observar mudanças na estrutura do cérebro que sejam específicas da meditação, devendo tais mudanças estar relacionadas com as mudanças no comportamento.

Meu instrumento preferido para examinar os efeitos da prática da meditação sobre a estrutura e a função do cérebro é o escâner de imagem por ressonância magnética (MRI, do inglês Magnetic Resonance Imaging). O escâner é um grande tubo rodeado por poderosos ímãs capazes de detectar pequenas mudanças de magnetização no interior do cérebro, que ocorrem naturalmente quando a mente de uma pessoa troca de tarefa. Podem ser feitos dois tipos diferentes de imagens com esse escâner: funcionais e estruturais. As imagens por ressonância magnética funcionais captam mudanças em qualquer parte do cérebro que esteja ativa em tempo real. Quando alguém está envolvido em determinada tarefa, podemos observar na ressonância quais partes do cérebro estão ativas durante essa tarefa, quais estão em repouso e quais executam outras tarefas. Em contrapartida, as imagens estruturais de ressonância magnética revelam quanta massa cinzenta está presente em diferentes partes do cérebro. Ao comparar as imagens da estrutura cerebral de um voluntário, captadas antes de ele aprender a meditar, com imagens captadas várias semanas depois, somos capazes de detectar quaisquer mudanças que possam ter ocorrido como resultado da prática da meditação.

Em 2005, realizamos um estudo com vinte praticantes de meditação theravada. Tratava-se de praticantes leigos, e não de monges ou monjas, embora para participar da pesquisa tivessem que ter concluído pelo menos um retiro de silêncio de oito dias e meditar quarenta minutos ao dia, pelo menos cinco dias por semana. Também tínhamos um grupo de controle, com voluntários que eram compatíveis com os meditadores em gênero, idade, escolaridade e raça, mas não tinham nenhuma experiência na prática da meditação.

Enquanto os meditadores estavam no escâner de imagem por ressonância magnética, analisávamos o cérebro deles enquanto praticavam a "meditação da percepção consciente da respiração", fazendo o mesmo quando estavam despertos, mas sem concentrar a atenção em nenhuma tarefa particular. Nossa pesquisa revelou que certas partes do cérebro ficavam inquestionavelmente ativas durante a meditação. Esse não foi o caso quando os voluntários estavam apenas descansando, sem fazer nada em especial com a mente. Uma das principais críticas que os pesquisadores da meditação receberam no passado era que não sabiam se o voluntário estava efetivamente meditando; ele podia estar apenas relaxando, ou mesmo prestes a pegar no sono. Portanto, era importante que conseguíssemos comparar a atividade durante a meditação com a atividade durante o repouso, para mostrar com clareza que esses dois estados eram diferentes.

As regiões do cérebro nas quais encontramos maior atividade durante a meditação foram a ínsula, o polo temporal e o córtex cingulado anterior. Essas três regiões reunidas formam o córtex paralímbico. Em poucas palavras, o sistema límbico é o centro emocional do cérebro, ao passo que as regiões corticais são mobilizadas durante o pensamento e a resolução de problemas. O córtex paralímbico conecta essas regiões e, falando em termos bem gerais, pode ser considerado a parte da "conexão mente-corpo" do cérebro. É interessante assinalar que essas regiões estão envolvidas em numerosos distúrbios psiquiátricos, entre eles os distúrbios de ansiedade, a depressão, o transtorno bipolar e a esquizofrenia.

Outra descoberta que fizemos no grupo de meditadores foi que havia uma atividade reduzida em uma parte do cérebro chamada amígdala, que é um componente central da rede neural responsável pela chamada reação de lutar ou fugir.

A redução da atividade é compatível com diminuição na excitação e aumento da sensação de bem-estar, um dos efeitos da meditação comumente relatados.

Em seguida, investigamos a estrutura cerebral avaliando a quantidade de massa cinzenta. A massa cinzenta é a parte do cérebro onde os neurônios "conversam" uns com os outros e onde o "pensamento" e a atividade neural efetivamente acontecem; a massa branca é a parte do cérebro formada por fibras longas que conduzem informações de uma parte do cérebro a outra.

Nossa pergunta fundamental era a seguinte: a massa cinzenta muda como consequência da prática da meditação? Fomos conduzidos a essa investigação por vários estudos que comparavam grupos específicos de pessoas e haviam encontrado diferenças nos grupos em relação à massa cinzenta. Um estudo observou pessoas bilíngues e constatou que aquelas que aprendem uma segunda língua quando são crianças possuem uma quantidade significativamente maior de massa cinzenta nas regiões do cérebro associadas à linguagem do que aquelas que falam um único idioma. Outro estudo descobriu que músicos profissionais têm mais massa cinzenta do que os amadores nas áreas do cérebro relacionadas com a habilidade musical, e que os amadores têm mais massa cinzenta do que pessoas sem nenhum treinamento musical. Em ambos os estudos, a quantidade de massa cinzenta estava correlacionada com a proficiência ou a experiência.[2]

Um outro estudo, ainda, investigou a plasticidade do cérebro através da lente do malabarismo. Os pesquisadores recrutaram pessoas que nunca tinham feito malabarismo antes, escanearam o cérebro delas e depois as ensinaram a fazer malabarismo. Os voluntários receberam instruções para treinar todos os dias, durante três meses. Passado esse tempo, eles foram escaneados uma segunda vez, quando então lhes foi dito que parassem de praticar malabarismo. Três meses depois, foram escaneados pela terceira vez. Foi constatado que, depois de três meses de malabarismo, a região do cérebro envolvida em detectar movimentos havia aumentado de tamanho. Posteriormente, quando pararam de treinar, a mesma região do cérebro diminuiu de tamanho. Foi um clássico exemplo de "use-o ou perca-o".[3]

Os resultados desse estudo nos levaram a formular a hipótese de que, se haviam ocorrido mudanças em três meses, deveria existir diferença no cérebro dos nossos voluntários, todos os quais vinham praticando a meditação havia muitos anos, em relação ao grupo de controle. Quando realizamos as análises, descobrimos que algumas partes da massa cinzenta eram, de fato, mais densas nos meditadores do que nos membros do grupo de controle. O principal local no qual encontramos essa diferença foi na ínsula, uma das regiões paralímbicas relacionadas com a integração de sentidos, emoções e pensamentos. A ínsula, em particular, está envolvida na percepção consciente de processos instintivos, como o batimento cardíaco, a cadência respiratória e a fome. Também foi constatado que essa região fica ativa nos monges quando estão envolvidos com práticas relativas à compaixão. Além disso, foi verificado que a ínsula é fisicamente menor em pacientes esquizofrênicos e bipolares do que nos voluntários saudáveis do grupo de controle.[4]

Encontramos ainda uma quantidade significativamente maior de massa cinzenta em parte do córtex pré-frontal, que tem relação com a memória operacional e a atenção seletiva. É um fato bastante conhecido que a espessura dessa parte do cérebro diminui com a idade. O interessante é que, quando representamos em um gráfico a espessura cortical nessa região e a idade de cada pessoa, o gráfico sugeriu que a meditação pode ajudar a retardar, ou até mesmo evitar, esse declínio normal na espessura relacionado com a idade. Nosso córtex atinge a espessura máxima do início a meados da casa dos 20 anos, e depois vai gradualmente afinando à medida que envelhecemos. No entanto, nessa pequena área do cérebro, meditadores de 40 e 50 anos tinham o mesmo nível de espessura cortical dos voluntários de 20 anos do outro grupo. Nossas constatações sugerem que os participantes na faixa entre 40 e 50 anos podem ter evitado o declínio nessa região do cérebro por tê-la ativado com frequência por meio da prática da meditação. Essa pesquisa conduz a algumas linhas de investigação potencialmente estimulantes, embora ela ainda precise ser efetuada.

Os críticos não ficaram satisfeitos com esses resultados, e recebemos comentários do tipo: "Os meditadores são 'diferentes'; o cérebro deles provavelmente já era assim antes de começarem a meditar". Ou: "Talvez seja porque descansavam quarenta minutos todos os dias, ou porque são vegetarianos, ou o estilo de vida deles contém algo que é diferente do dos membros do grupo de controle". Eram argumentos válidos, e o nosso conjunto de dados não foi capaz de lidar com eles. Ainda assim, algumas coisas devem ser assinaladas. O primeiro ponto é que a ínsula foi a principal área do cérebro que constatamos estar ativa durante a meditação. Se alguém ativar a ínsula durante quarenta minutos por dia ao longo da prática da meditação, é lógico esperar que isso conduza a um aumento na quantidade de massa cinzenta nessa região do cérebro. Um segundo ponto importante é que o padrão que observamos era altamente localizado. Pesquisas demonstraram que fatores como a alimentação exibem efeitos em todo o cérebro, e não altamente localizados. Em contrapartida, os resultados foram compatíveis com a ideia de que a meditação causa um efeito muito específico nas partes do cérebro envolvidas durante a prática da meditação.

A partir de então, quatro outros grupos conduziram experimentos semelhantes aos nossos, usando pessoas que meditavam havia um longo tempo e grupos de controle. No entanto, cada estudo usou voluntários que praticavam diferentes vertentes de meditação budista e também lançou mão de diferentes critérios para determinar quanto tempo os voluntários precisavam praticar a meditação, ou qual seria a idade das pessoas incluídas no estudo. Todos esses fatores poderiam influenciar os resultados. Além disso, os estudos não utilizaram métodos idênticos para analisar a massa cinzenta, e sabe-se que o método de avaliação usado pode acusar regiões distintas em relação a diferenças na massa cinzenta. Portanto, era difícil comparar diretamente o resultado das constatações dos estudos. No entanto, dois dos estudos encontraram uma diferença entre o tamanho do hipocampo dos praticantes de meditação e o dos voluntários do grupo de controle.[5] O método que utilizei no meu estudo foi otimizado para detectar diferenças especificamente no córtex, e não nos capacitava a examinar estruturas subcorticais como o hipocampo.

O hipocampo está envolvido principalmente com a regulação das emoções, o aprendizado e a memória. É uma região muito interessante, já que é sensível ao cortisol, um hormônio esteroide liberado em reação ao estresse. A exposição prolongada a níveis elevados de cortisol pode causar efeitos perniciosos nas células neuronais do cérebro. O hipocampo também gera novos neurônios no decorrer da vida inteira de uma pessoa, e níveis excessivos de cortisol impedem os neurônios de se regenerar. Nossas constatações com base em neuroimagens dos meditadores e dos membros do grupo de controle sugerem que a prática da meditação pode conter o potencial de evitar os efeitos nocivos do estresse sobre o cérebro, o que apresenta significativas implicações para numerosos distúrbios psicológicos nos quais a estrutura e a função do hipocampo são importantes, como a depressão e o transtorno do estresse pós-traumático.

Estudar pessoas que vêm praticando meditação durante muitos anos pôde fornecer ideias valiosas a respeito do funcionamento da meditação. No entanto, era importante verificar essas constatações testando se tipos de mudanças semelhantes ocorriam quando principiantes aprendiam a meditar. No nosso segundo estudo, recrutamos pessoas da clínica de Jon Kabat-Zinn, especializada em atenção plena, localizada em Worcester, Massachusetts, que estavam prestes a participar do programa de Redução do Estresse Baseada na Atenção Plena.[6] Esse programa muito bem estruturado concentra-se em treinar os participantes na atenção plena básica e também em práticas meditativas. Fizemos ressonâncias magnéticas tanto antes de os participantes iniciarem o curso quanto depois de o terem concluído. Comparamos as informações das imagens obtidas dos participantes com um grupo de pessoas que estavam em uma lista de espera, para ingressar no programa alguns meses depois. Encontramos aumento de massa cinzenta no hipocampo, em regiões chamadas córtex cingulado posterior e junção temporoparietal. A massa cinzenta na ínsula também aumentou, embora a diferença não fosse significativa em termos estatísticos. Como mencionei antes, o hipocampo é essencial para o aprendizado e a memória, e o córtex cingulado posterior está relacionado com o autoprocessamento — a maneira como você relaciona com você mesmo o que encontra no dia a dia —, assim como a junção temporoparietal desempenha um papel fundamental na empatia e na compaixão.

No grupo praticante da atenção plena, também descobrimos que tinha havido uma redução na densidade da massa cinzenta da amígdala, o que, é interessante assinalar, era associado a uma mudança nos níveis de estresse. Quanto maior a redução nos níveis de estresse de um participante, menos densa era a amígdala depois da intervenção da atenção plena. A amígdala é essencial para a reação de lutar ou fugir, de modo que essa mudança é compatível com o que se conhece da biologia.[7]

Nossas constatações sobre a amígdala têm importantes paralelos com estudos conduzidos em ratos nos quais foi verificado que, depois que os animais eram colocados em uma situação de vida estressante, a amígdala deles se tornara mais densa. Então, os pesquisadores colocaram os ratos em um ambiente não estressante. Quando voltaram a testar os ratos três semanas depois, a amígdala permanecia mais densa, e os animais se comportavam como se estivessem sob estresse. O ambiente havia mudado, mas não o cérebro deles ou seu comportamento.[8] A situação no caso dos nossos voluntários era oposta. Depois das oito semanas de intervenção da atenção plena, a vida deles ainda era a mesma; continuavam a ter os mesmos empregos estressantes e as mesmas pessoas difíceis fazendo parte da vida deles. O ambiente não tinha mudado, mas o cérebro e o relacionamento com o ambiente, sim. O tamanho menor da amígdala é um reflexo dessa mudança interior. É notável que essa plasticidade neural observável possa ser reflexo de uma mudança de atitude e perspectiva, e não estar radicada em fatores ambientais.

Infelizmente, não sabemos de fato o que causa tais mudanças na massa cinzenta. Sabemos que se formam neurônios no hipocampo, de modo que as mudanças nessa região podem ser resultantes desse fato. No entanto, o mecanismo da mudança das outras regiões do cérebro é incerto. Pode ocorrer devido a um aumento ou uma diminuição no número de conexões entre os neurônios e as regiões afetadas. Por outro lado, a massa cinzenta é reforçada por pequenas células auxiliares chamadas astrócitos, bem como por vasos sanguíneos. Foi demonstrado em pesquisas com animais que as mudanças na massa cinzenta resultantes do aprendizado com frequência associam-se a aumentos no número de células auxiliares ou no tamanho dos vasos sanguíneos. Uma mudança resultante de qualquer uma dessas três hipóteses é compatível com a base fisiológica demandada ao se adquirir novas informações. Como não podemos discernir entre esses tipos de mudanças neurais por meio da tecnologia de imagem por ressonância magnética, não ficou claro se as mudanças que observamos no cérebro foram resultado de novas conexões, de células auxiliares ou de vasos sanguíneos. Sabemos apenas que acontecem mudanças na massa cinzenta.

Resumindo, nossa pesquisa sobre meditadores revelou mudanças estruturais em regiões do cérebro importantes para a regulação da emoção, para a empatia e o processamento autorreferencial. Além disso, as mudanças nos níveis de estresse estavam relacionadas com mudanças na densidade da massa cinzenta da amígdala. Esses dados fornecem informações significativas a respeito de como a meditação funciona, além de apresentarem uma considerável evidência das alegações dos meditadores de que a prática melhora a disposição de ânimo, a capacidade de regular as emoções e, em particular, a capacidade de lidar com situações estressantes. No entanto, essa é apenas a ponta do *iceberg*, pois ainda há muito a se aprender a respeito de como essas mudanças no cérebro conduzem ao grande número de mudanças relatadas pelos meditadores.

É comum me perguntarem o seguinte: "Esses dados nos dizem, então, que as pessoas devem meditar para que o cérebro delas fique maior?"; ou: "Estou ficando mais velho; devo meditar para evitar que meu cérebro encolha?". Embora nossos dados mostrem que o cérebro de fato se modifica com a prática da meditação, é importante lembrar que aprender qualquer tarefa nova causará mudanças no seu cérebro. O objetivo dos dados é, contudo, compreender como a meditação funciona nele. Ouvi muitos professores de meditação dizerem que, quando as pessoas chegam para a primeira aula, não raro estão um pouco céticas. Os alunos perguntam: "Isto vai realmente fazer alguma coisa por mim?"; ou: "Preciso praticar durante muitos anos para obter os benefícios positivos da meditação?". Uma das funções dos dados é ajudar a diminuir as dúvidas relacionadas com a eficácia da meditação e da atenção plena, bem como em contraste com apresentar as mudanças no cérebro como incentivo.

Vou deixá-lo com um *koan* zen: "Pretendendo comprar ferro, eles obtêm ouro". No meu caso particular, comecei a praticar yoga como uma forma de fisioterapia para uma dor no joelho. Não acreditava em nenhuma das afirmações relacionadas com a saúde ou cognitivas que o professor fazia, mas, algumas semanas depois, compreendi que a prática de yoga era muito mais que apenas uma maneira de reabilitar meu joelho. Essa é uma experiência comum no caso de quem procura a meditação e as práticas meditativas. As pessoas começam buscando a redução do estresse, para aumentar o tamanho do cérebro ou obter algum outro benefício tangível para sua vida. No entanto, passam a entender que essas práticas fazem muito mais; que elas enriquecem a vida de modo inexplicável, ajudando-as de uma maneira que nem mesmo sabiam precisar.

TERCEIRA PARTE

A atenção plena nos cuidados com a saúde

7

Intervenções na medicina e na psiquiatria baseadas na atenção plena

O que significa "baseado na atenção plena"?
Jon Kabat-Zinn, Ph.D.

Cientista, autor e professor de meditação, Jon Kabat-Zinn foi o homem que introduziu a atenção plena no mapa. O programa de Redução do Estresse Baseada na Atenção Plena (MBSR) que ele desenvolveu se propagou, saindo do porão de um hospital em Worcerster, Massachusetts, para instituições médicas pelo mundo afora. Quem melhor que o fundador do programa para explicar como a atenção plena ingressou na área dos cuidados com a saúde convencionais, expor o fundamento lógico e os principais princípios do programa e delinear como espera que a confluência da medicina evolua no futuro?

Trata-se de uma iniciativa muito radical — eu diria até mesmo revolucionária — organizar um fórum sobre meditação e saúde, e trazer os mundos da medicina e da neurociência para um templo budista tibetano. Estamos em um território muito delicado aqui. Estendemos os limites de nosso entendimento e discurso ao reunir dois mundos extraordinários que, pela primeira vez na história, dialogam, investigando juntos, de maneira ponderada e objetiva, áreas de interesse parcialmente coincidentes, bem como, talvez, esclarecendo diferenças significativas em certos pontos de vista e abordagens. É assim que um novo aprendizado e entendimento se dão na comunidade humana.

Essa confluência da ciência com Dharma, tanto com "D" maiúsculo quanto com "d" minúsculo, nunca aconteceu antes na história.* Ela oferece, no entanto, uma profunda oportunidade de explorar diferentes epistemologias; em outras palavras, diferentes formas de compreensão e diferentes metodologias para a investigação sistemática, por meio da observação e da experimentação, externamente e por intermédio da introspecção, da natureza da realidade e do potencial desta última em reduzir o sofrimento humano.[1] O envolvimento mútuo dessas diferentes formas de compreensão tem o potencial de transformar nosso entendimento sobre saúde e bem-estar, doenças e ausência do bem-estar, a natureza da mente e sua relação com o corpo e o domínio do coração. Essas são indagações profundas referente às quais nenhuma disciplina isolada tem a última palavra ou uma posição privilegiada. Portanto, talvez haja certo potencial para que nossas investigações deem origem ao que gosto de chamar de "rotação ortogonal da consciência" — uma nova maneira de perceber a realidade deslocando as estruturas de referência em 90 graus, de modo semelhante a quando colocamos dois filtros polarizados um sobre o outro, percebendo que a luz está bloqueada, e em seguida giramos um deles em 90 graus com relação ao outro, e a luz consegue passar. Em uma relação ortogonal, diferentes perspectivas podem se interpenetrar e dar origem, se mantidas na percepção consciente, a uma rotação na consciência. Nesse momento de visão, tudo é diferente, e novos horizontes de liberdade e possibilidade se abrem, oferecendo novas dimensões — sem que, no entanto, tudo deixe de ser exatamente a mesma coisa.[2]

No caso de muitas pessoas, como aquelas que atendemos na clínica de redução do estresse no centro médico da Universidade de Massachusetts, provavelmente não seria muito sábio convidá-las para um local como o Lerab Ling — um magnífico templo budista tibetano, com seu gigantesco e imponente Buda dourado — e depois tentar lhes mostrar o trabalho no qual meus colegas e eu estamos envolvidos — o cultivo meditativo da atenção plena —, embora com frequência

---

* Com Dharma com "D" maiúsculo, refiro-me ao Buddhadharma. Com dharma com "d" minúsculo, refiro-me essencialmente aos mesmos ensinamentos, porém em uma linguagem e forma universais não concebidas como budistas, e sim, apenas, como humanas.

seja dito que a atenção plena é a *essência da meditação budista*. Ela poderia não ser bem compreendida em termos de sua aplicabilidade universal, correndo o risco de ser, portanto, irrelevante para eles caso tivessem contato com ela dessa forma.

A Redução do Estresse Baseada na Atenção plena, ou MBSR, foi concebida para ensinar às pessoas com problemas clínicos e, em sentido mais amplo, com estresse, dor e doenças a cuidar melhor de si mesmas e progredir, em relação à saúde e ao bem-estar, por meio do cultivo e da prática sistemática da meditação da atenção plena. A partir de minha perspectiva, e do meu entendimento do Dharma, não é necessário nem sábio expor as pessoas de maneira tão explícita e radical às origens budistas da atenção plena. Em certo sentido, já existe algo presente em todos nós que torna desnecessária a estética cultural que nos rodeia em um espaço como o Lerab Ling. As formas são belas, e eu pessoalmente as amo, mas elas poderiam ser um obstáculo para o entendimento da relevância e dos benefícios do que podemos chamar de dharma com "d" minúsculo para a maioria das pessoas no planeta que estão em sofrimento e poderiam se beneficiar do treinamento da atenção plena de modo mais universal. A maioria provavelmente encararia a iconografia e a arquitetura como símbolos de uma religião, o que, naturalmente, elas representam. As pessoas, de maneira justificável, poderiam perguntar: "Por que eu deveria me envolver com práticas budistas, ou adotar um sistema de crenças estranho à minha cultura?". Mas, se todo esse cabedal tiver um invólucro universal, embora a conexão com as práticas de meditação budistas seja claramente explícita, quando apropriado, a barreira para o envolvimento pode se tornar significativamente menor. Afinal de contas, prestar atenção dificilmente pode ser conceituado como uma coisa budista. Assim como a percepção consciente, a bondade, a compaixão e a sabedoria. Meu entendimento do Dharma, bem como minha experiência com ele me fazem lembrar de que a essência do dharma e a maneira como ele é praticado são completamente informes. Se esse é o caso, podemos então perguntar qual poderia ser a melhor forma de cultivar um discernimento e uma personificação libertadores, de maneira a remover todas as barreiras ao cultivo e, em última análise, à personificação da sabedoria, da compaixão e da bondade.

Sogyal Rinpoche ressalta o valor e o poder do desapego, da visão clara, de repousar na natureza original da mente, na amplitude ilimitada da percepção consciente (consulte o Capítulo 1). Essa perspectiva parece ter uma essência universal.

Também é verdade que uma pessoa poderia se sentar em qualquer recinto — por exemplo, em uma sala de reuniões do nosso hospital —, sem nenhum detalhe da iconografia que nos circunda em um templo budista, e ainda assim não conseguir entender esse ponto essencial. Ele não faria muito sentido e poderia soar a essa pessoa como um jargão ininteligível. Você pode ser familiarizado com todo esse vocabulário — *percepção consciente, compaixão, meditação* —, e ainda assim não compreender o que está sendo colocado em evidência. Para entender de maneira profunda, precisamos estar *motivados*; precisamos ter uma *entrega* autêntica; temos que ter um *indício* de uma perspectiva mais ampla a respeito de nós mesmos e da nossa relação com a experiência — e essas coisas só surgem quando nos dedicamos à prática da meditação de maneira regular e disciplinada. Quando nos envolvemos na prática diária, as palavras começam a fazer algum sentido, porque nos familiarizamos com a natureza de nossa mente e de nossa experiência. Ela se torna uma experiência direta ou, usando um termo de Francisco Varela, uma experiência em primeira pessoa.[3] Assim, tornamo-nos mais receptivos ao que está sendo oferecido por meio do ensinamento competente — porque estamos, lentamente, por meio do cultivo da atenção plena (que inclui a emoção plena), expandindo a relação com nossa própria experiência e examinando-a mais profundamente. Isso pode conduzir, de diferentes maneiras, àquela rotação na consciência que mencionei antes. Sem a prática, no entanto, ficamos muito mais propensos a permanecer enredados em nossas ideias e opiniões, sem ao menos tomar conhecimento disso. Esse ponto é importante, porque o apego a essas ideias e opiniões pode nos impedir de entrar em contato com a realidade das coisas. Quando você compreende que um pensamento é apenas um pensamento, e não a verdade, ocorre uma grande mudança na maneira como você entende a própria mente. Isso já é uma profunda rotação da consciência.

Todos têm potencial para explorar esse tipo de interface criativa dentro de um dharma universalmente articulado. Ninguém precisa aderir a um catecismo ou dogma. Se compreendermos que a investigação da própria experiência é inteiramente empírica, o progresso da prática meditativa e a integração dela à nossa vida praticamente não terão a sobrecarga de uma bagagem cultural, sendo, portanto, relativamente objetivos. O valor, portanto, em termos do potencial desse progresso e dessa integração em alcançar a transformação e a libertação para nós mesmos, e para os outros, pode ao menos ser cogitado como uma hipótese plausível, que merece ser testada em nossa vida por meio da prática. Além disso, esse tipo de abordagem inclusiva pode ter o potencial de se espalhar pelo mundo de maneira a contribuir com a cura para o sofrimento em grande escala que nós, seres humanos, causamos a nós mesmos e infligimos uns aos outros, tanto em nível social quanto global. Ainda assim, cada um precisa encontrar o próprio caminho para empreender essa aventura. Não há um padrão, uma maneira específica de abordar e habitar a percepção consciente.

A essa altura, as ciências biológicas já deixaram completamente claro, se é que havia alguma dúvida, que não existe uma separação essencial entre o que chamamos de "mente" e o que chamamos de "corpo". Peço desculpas a René Descartes, tendo em vista que esse congresso se dá justamente em seu país de origem, mas esse tipo de dualismo está agora extinto.[4]

Poderíamos dizer que a atenção plena envolve, como dizia o Buda, ser "uma luz para si mesmo". Você não precisa sequer *se tornar* uma luz para si mesmo, porque sua natureza já é luminosa. A rigor, as imagens e estátuas do Buda não representam uma divindade, e sim, com mais exatidão, um ser humano profundamente empenhado em compreender a natureza do próprio sofrimento e da própria mente. Dizem que as pessoas costumavam perguntar ao Buda: "Você é um deus?". A resposta dele era: "Não, apenas estou desperto". Essa é uma mensagem e tanto. Ele não estava se diferenciando de nenhuma outra pessoa. Mais exatamente, apenas apontava a verdadeira natureza de todos nós: a própria vigilância ou, mais comumente, a percepção consciente, quando plenamente personificada. Você não precisa ser budista para personificar a vigilância ou cultivar a atenção plena. É mais uma questão de reconhecer sua essência de buda neste momento — reconhecer que você já é um buda. E porque, essencialmente, é isso que você já é, não existe nada a que resistir ou para alcançar. Não existe nenhum problema. O único desafio é se você é capaz de vivenciar essa realidade em qualquer momento; se é capaz de personificar esse reconhecimento e permitir que ele permeie e sature todo o seu ser. A atenção plena não diz respeito a *tentar* fazer algo acontecer. Ela envolve, sim, reconhecer e admitir essa dimensão do seu ser, essa qualidade de vigilância desprovida de qualquer programação ou autoenvolvimento — estar em primeiro plano no seu relacionamento com a vida, em vez de completamente escondido, desapercebido e ocioso.

Quando iniciei o programa-piloto do que rapidamente se tornou a clínica de redução de estresse no Massachusetts Medical Center, em 1979, poucas pessoas na cultura predominante conheciam ou usavam a expressão *atenção plena* para se referir a uma forma de prática de meditação, e um número ainda menor delas conhecia ou usava a palavra *dharma*. Não havia praticamente nenhum interesse por essas coisas nos círculos médicos e científicos. Eu já vinha me perguntando havia algum tempo como poderia reunir minha prática do dharma com um meio de vida adequado para que o meu trabalho e treinamento na ciência, e minha prática de meditação, pudessem se fundir em um todo inconsútil, possibilitando-me levar uma vida mais integrada, talvez me envolvendo com algo de valor intrínseco para o mundo — algo que já estava ali o tempo todo, mas que às vezes temos dificuldade em reconhecer ou decodificar. Não me tornaria um monge — eu tinha esposa e um filho, e a vigorosa intenção de ter uma esplêndida vida em família. Como poderia conciliar essas duas diferentes dimensões de minha vida de maneira que meu trabalho e minha prática do dharma fossem uma coisa só? Não queria me envolver com algum outro tipo de trabalho para ganhar a vida, e depois tentar integrar a ele minha prática de meditação. Desejava que o trabalho em si fosse fundamentado na meditação e em seu valor potencial, e estivesse relacionado com eles. Isso se devia, em parte, ao fato de eu sentir que o mundo necessitava desesperadamente de uma existência mais atenta, embora não houvesse nenhuma maneira convencional óbvia de estar "lucrativamente empregado" em um empreendimento desse tipo; e também, em parte, porque, não importando o trabalho ou as circunstâncias, a verdadeira meditação é a própria vida e como escolhemos vivê-la. Não se tratava apenas de ficar sentado em determinada postura durante algum tempo, usando um objeto particular como foco ou concentrado sem focalizar um objeto. Nós realmente só temos um momento para perceber nesta vida — este momento. No entanto, raramente o notamos, porque é muito fácil se distrair e sair de sintonia. Mas, se não habitarmos este momento presente, ficaremos invariavelmente perdidos no passado ou obcecados a respeito do futuro. Podemos nos levar à loucura devido ao medo e à ansiedade, e nesse meio-tempo a beleza do momento presente, o potencial deste momento e o potencial para lidar com as coisas como elas são *neste* momento — o que é, na realidade, minha definição funcional de *cura* —, são destruídos.

Quando pensamos a respeito de hospitais e do papel deles na sociedade, poderíamos dizer que funcionam como ímãs *dukka*, atraindo pessoas que estão em sofrimento, lidando com o estresse, com dores de todos os tipos e doenças.[5] Ninguém vai ao hospital para se divertir. Em geral, vamos ao hospital quando a dor e o sofrimento se tornam intensos demais para ser desconsiderados ou tolerados sem ajuda. Os hospitais não são os únicos ímãs *dukka* na sociedade —escolas, prisões e as forças armadas também poderiam ser descritas dessa maneira. Por esse motivo, é provável haver um profundo papel para a atenção plena na transformação dessas instituições. Existem agora cada vez mais iniciativas para levar a atenção plena à escola desde o jardim de infância até o último ano do ensino médio, ou às forças armadas e prisões, bem como para estudar os efeitos que esses programas causam nos participantes. Os primeiros indicadores sugerem que o resultado desses treinamentos nessas áreas bastante peculiares da vida pode ser surpreendentemente profundo e estar, em grande medida, voltado a maior harmonia, paz e aprendizado, seja na sala de aula, nas zonas de guerra ou no pátio da prisão.

Alguns estudiosos budistas traduzem a palavra *dukka* como "estresse". Quando usei a expressão "redução do estresse" para descrever o treinamento em atenção plena que oferecíamos aos nossos pacientes clínicos, incorporado a ele vinha o sentido de que abrangíamos todo o âmbito da condição humana. A estrutura budista de *dukka*, a primeira Nobre Verdade, encaixa-se com perfeição nesse contexto. Eis aqui, portanto, uma interface entre o dharma e a medicina, apontando para um entendimento das causas básicas do sofrimento. Na realidade, as Quatro Nobres Verdades foram oferecidas por Buda — que era com frequência chamado de "o médico do mundo" — no formato de uma estrutura médica clássica. A primeira Nobre Verdade, a de *dukka* — em geral traduzida como sofrimento, angústia, insatisfação, ausência de bem-estar ou estresse —, é o *diagnóstico*. A segunda Nobre Verdade é a *etiologia* ou causa suprema da ausência do bem-estar, a saber, o apego ou a autoidentificação. A terceira Nobre Verdade é o *prognóstico*, nesse caso, a possibilidade de um resultado realmente muito bom, a saber, a liberdade com relação ao sofrimento. E a quarta Nobre Verdade vem expressa como um *plano de tratamento* meticuloso, a saber, o Nobre Caminho Óctuplo, do qual a atenção plena é um de oito fatores que interagem e se interpenetram, cujo propósito na MBSR é ser uma variável para todos eles.[6]

Eis outra conjunção entre dharma e medicina. Quando você presta bastante atenção, as palavras *meditação* e *medicina* soam muito semelhantes. Do ponto de vista etimológico, elas compartilham um profundo significado fundamental; a meditação e a medicina estão unidas em uma mesma articulação, por assim dizer. Ambas estão envolvidas com o mesmo assunto da maneira mais profunda possível — libertação do sofrimento. O radical de ambas as palavras tem o significado de *medir*, no sentido platônico de que tudo tem a própria "medida interior correta". A medicina é a restauração da medida interior correta quando esta sofre perturbação; e a meditação é a percepção direta da medida interior correta.[7] A meditação é algo que podemos praticar interiormente e que pode influenciar nossa relação com a experiência; com a própria condição humana. E ela também pode influenciar nossa relação com o estresse, a dor e a doença, em especial quando esbarramos nas limitações muito reais da medicina moderna, ao procurá-la para que nos ajude a recobrar a saúde ideal. A medicina nos possibilita o benefício dos cuidados externos quando precisamos deles, mas é claro que, no longo prazo, quando o conseguimos, a melhor medicina é a preventiva.

A Redução do Estresse Baseada na Atenção Plena foi concebida para funcionar como rede de segurança a fim de amparar pessoas que resvalavam pelas fendas do sistema de saúde. Ela as desafiava a fazer alguma coisa por si mesmas, algo que mais ninguém — nem mesmo médicos, cirurgiões, pastores e membros da família — poderia fazer por elas, por intermédio do cultivo sistemático da atenção plena resultante do próprio esforço disciplinado, com enorme incentivo e apoio da equipe da clínica e do instrutor de MBSR.

Nos Estados Unidos, há a tendência de as pessoas se verem como dinâmicas, como gente que realiza coisas. Sendo assim, quando o médico encaminha uma dessas pessoas para um programa no qual lhe dizem que é preciso aprender a se relacionar com suas experiências — o que inclui, às vezes, experiências extremamente desagradáveis e até mesmo dolorosas — e, além disso, que você o fará em silêncio durante períodos prolongados, é quase certo que esse convite não será muito bem-aceito. Quer dizer, a não ser que você realmente encontre alguém que queira se conectar com as próprias aspirações e dor de maneira profunda. O mundo dos negócios chamaria esse tipo de convite de "venda difícil". Mas e se as pessoas estiverem efetivamente carentes de quietude, desejosas de aprender a habitar o *domínio do ser*?[8] E se aprender a lidar com o silêncio, a quietude e a percepção consciente — em particular quando se faz isso com bondade, paciência e autocompaixão — for por si só saudável? Por que não tentar estudar esse tipo de questão de maneira sistemática e científica?

Na vida cotidiana, tendemos a nos empenhar de tal maneira em fazer as coisas, em eliminar itens de intermináveis listas, em fazer, fazer e fazer mais ainda, que talvez devêssemos nos chamar de "fazedores humanos" em vez de "seres humanos". Talvez seja justo afirmar que nos esquecemos de como ser, exceto quando tiramos férias durante algumas semanas por ano. Muito estranho, você não acha? Se der uma olhada no reino animal, todas as outras criaturas parecem saber como ser. As rãs sabem como ser rãs, e os insetos sabem como ser insetos. Você nunca vê um pássaro que está voando de repente ficar confuso, entrelaçar as asas e despencar no chão. Mas assistimos a nós mesmos e a outras pessoas ficar envolvidos e perdidos em pensamento o tempo todo. Esse é quase o nosso modo-padrão. Se não tomarmos cuidado, podemos até mesmo topar de frente com uma porta que estamos abrindo. Podemos estar com tanta pressa de passar por ela, porém tão perdidos nos pensamentos, que não nos damos conta de que ainda não a abrimos por completo. Eu, com certeza, já tive essa experiência. Esse é um exemplo de funcionar no piloto automático; de não estar plenamente presente e corporalizado no único momento em que estamos vivos, a saber, este momento. A MBSR é um programa de treinamento sistemático concebido para que habitemos o momento presente de maneira mais confiável e para que recuperemos a plena dimensão de nossa existência em face da "total catástrofe" da condição humana, uma frase pronunciada pelo personagem principal no filme *Zorba, o Grego,* baseado no romance de Nikos Kazantzakis. A MBSR oferece treinamento para o cultivo da atenção plena a pessoas que enfrentam o estresse, a dor e a doença em sua vida, o que engloba todos nós, mais cedo ou mais tarde.

Não uso a expressão *atenção plena* da maneira habitual, como os mestres budistas de algumas tradições a utilizam. Por exemplo, não me refiro apenas ao fator mental, que sabe se a mente está fixa ou não em um objeto de atenção em particular. Uso intencionalmente a expressão em uma série de diferentes maneiras. Compreendi nos idos de 1979 que, se me dedicasse a diferenciar as várias perspectivas sobre o significado da atenção plena e sua prática em diferentes tradições, fosse a perspectiva articulada do abhidharma[9] ou a interpretação não dual do mahayana,[10] ninguém estaria interessado. Na realidade, quase todas as pessoas por certo ficariam confusas e se sentiriam desencorajadas a praticar a meditação formal. No entanto, embora de modo geral as pessoas não estejam interessadas nessas distinções, estão, por outro lado, muito interessadas no sofrimento e na possibilidade de se livrar dele — em especial, porém não exclusivamente, do próprio sofrimento.

Portanto, quando utilizo a expressão *atenção plena*, além de usá-la como sinônimo para *percepção consciente*, uso-a como um termo abrangente que inclui a totalidade do dharma em sua essência mais universal e não dual, embora não expresso como Buddhadharma. Sua Santidade, o Dalai Lama fala a respeito do Buddhadharma e do dharma universal como manifestações de valores humanos comuns.[11] Minha estratégia, desde o início, foi que, uma vez que atingíssemos o ponto no qual a atenção plena tivesse penetrado a cultura predominante da sociedade em um grau significativo, talvez o ambiente pudesse ser receptivo para que os especialistas debatessem o assunto e nos ajudassem a esclarecer e compreender questões relacionadas com ela de maneiras cada vez mais sutis. Esse momento está acontecendo agora, de modo que espero a continuação dessas conversas, como evidenciado pela compilação de textos em William e Kabat-Zinn (consulte a nota 1), publicados a princípio como uma edição especial sobre atenção plena* na revista *Contemporary Buddhism*. Dois textos em particular, de autoria de John Teasdale e Michael Chaskalson, abordam especificamente essa interface da ciência com o dharma, e os mecanismos psicológicos e biológicos por meio dos quais o cultivo da atenção plena pode exercer seus efeitos.[12]

Para ser mais explícito, em uma primeira aproximação, a *atenção plena*, na minha acepção do termo, inclui a plena dimensão do dharma. Pelo menos o

---

* O artigo é mencionado na nota 1 com o título "Special Issue on Mindfulness". (N.T.)

propósito é que ela seja isso, e que represente a pura percepção consciente — a natureza fundamental da mente; a essência mental. Do ponto de vista budista, ela inclui os quatro *Brahmaviharas*, os Quatro Imensuráveis ou virtudes — bondade amorosa, compaixão, alegria empática e equanimidade —, bem como o *shamatha* e o *vipassana*.

Às vezes digo às pessoas que não sabem nada a respeito do budismo que a MBSR ensina a meditação budista sem o budismo. Se você conhece um pouco o budismo, poderá compreender que, em última análise, toda meditação budista é isenta do budismo. Na verdade, ela diz respeito a ser humano e compreender a natureza completa de nossa humanidade, em vez de nos identificarmos com uma tradição, sistema de crenças ou conjuntos de costumes particulares, por mais maravilhosos que possam ser. Se a mente, de alguma maneira absoluta, cria "budistas" e "não budistas", então ela terá criado certo tipo de dualismo e separação. E, como o dharma, em essência, é não dual, você já se encontra então em uma bela enrascada! Além disso, não devemos nos esquecer de que o próprio Buda não era budista.

Não tenho nenhuma intenção de ser irreverente quando digo isso. Tenho grande respeito pelas tradições e sabedoria que elas representam e mantiveram vivas durante milênios. Pratiquei e cresci em meio a essas tradições. Fui abrigado e acalentado dentro delas, mais do que possa expressar. Ao mesmo tempo, sinto que há algo fascinante acontecendo com o budismo hoje em dia. Por um lado, templos clássicos como o Lerab Ling estão sendo construídos no Ocidente da maneira tradicional. Por outro lado, como no caso dos congressos sobre budismo e medicina que ele está patrocinando e sediando, fica evidente que pelo menos esse templo também está atuando como receptáculo para uma interação transformadora entre mundos, para a confluência de epistemologias da qual venho falando. Esse congresso foi concebido sem dúvida nenhuma para envolver pessoas que normalmente nunca entrariam em um lugar como o Lerab Ling. Portanto, o potencial para transformação, para que todos aprendamos e cresçamos, é enorme. Ao mesmo tempo, há também o potencial para equívocos colossais se não formos claros a respeito de como seguiremos as oportunidades de progresso após um congresso como este. Sendo assim, essa iniciativa provocará o desenvolvimento de todos nós, não apenas dos não budistas.

Tive certa vez uma longa conversa com um mestre chan chinês, o venerável Bun Huan, em Shenzhen. Ele tinha 98 anos de idade na ocasião de minha visita. Faleceu recentemente, aos 106 anos. Seu sucessor do Dharma explicou para ele o que eu fazia, após o que ele disse para mim e para os outros reunidos na sala: "Existe um número infinito de maneiras pelas quais as pessoas sofrem. Por isso, é preciso que haja um número infinito de maneiras pelas quais o Dharma se torne disponível".[13]

Sua Santidade, o Dalai Lama declarou quase a mesma coisa quando ouviu falar pela primeira vez a respeito de minha MBSR durante um encontro do Mind and Life Dialogue em Dharamsala, na Índia, em 1990.[14] Alguém levantou, de modo um tanto inapropriado, a questão de se a MBSR não poderia ser o início dos estertores do budismo. A implicação era que o trabalho que fazíamos iria, por si só, de maneira sutil, porém não insignificante, puxar o tapete de sob os pés de 2.500 anos de budismo ao "secularizar" e "escolher seletivamente" elementos favoritos em um todo sagrado, desconsiderando assim outros aspectos importantes — entre eles, como foi aventado, as bases éticas e morais da religião. Soube a partir de conversas informais entre os apresentadores que o assunto seria trazido à baila no dia seguinte, depois da minha apresentação. Fiquei sentado a noite inteira no que era antes a casa da mãe de Sua Santidade, o Kashmir Cottage, onde alguns de nós estávamos hospedados, me perguntando o que eu faria se o Dalai Lama dissesse que eu deveria fechar nossa clínica porque ela iria contribuir para a debilitação do budismo. Pela manhã, estava claro para mim que, embora eu tivesse um enorme respeito por Sua Santidade, se ele dissesse que a MBSR era perigosa ou nociva para o budismo, mesmo assim eu teria que dar prioridade ao que nossos pacientes diziam e demonstravam sobre o valor do programa para eles, bem como para minha própria experiência. No final, contudo, quando questionado a respeito dos perigos para a religião de se introduzir elementos das práticas meditativas e respectivas perspectivas na corrente predominante da medicina, Sua Santidade respondeu o seguinte: "Existem quatro bilhões de pessoas no planeta. Um bilhão delas é budista; todos os quatro bilhões estão em sofrimento". Isso foi tudo o que ele disse.[15]

A implicação era clara. Se o dharma encerra algum valor, ele não pode ser reservado exclusivamente aos budistas. Todos estão em sofrimento e precisam entender o sofrimento e suas causas, bem como o potencial para se livrar do sofrimento por meio da compreensão da mente. Portanto, o que mais poderia alguém fazer a não ser tentar encontrar maneiras criativas e autênticas de levar esse modo de ser, esse modo de percepção consciente personificada, de sabedoria e bondade, às pessoas que mais precisavam dele e que nem mesmo sabiam dessa necessidade — e que, por certo não iriam buscá-lo em um templo budista como aquele? O que estamos realizando pode ser considerado, em certo sentido, uma recontextualização do dharma. No entanto, não se trata de modo nenhum de uma descontextualização dele, nem de um abandono de suas raízes éticas e fundamentais.

Pessoas de todos os lugares sofrem com o estresse, a dor, doenças crônicas — *dukka* de todos os tipos —, e o sofrimento parece começar em idade cada vez mais tenra. Quando eu era menino, na década de 1950, o início da depressão clínica grave geralmente ocorria com alguém que estivesse na casa dos 50 ou dos 70 anos. Agora, isso está acontecendo aos 14 ou 15 anos de idade, ou mesmo antes. Estudos sobre a idade do início da depressão grave ao longo do tempo mostram que ela vem ocorrendo em pessoas cada vez mais jovens desde a primeira metade do século XX. Aliás, a depressão é hoje um problema de proporções epidêmicas, e ninguém consegue entender de fato suas causas. Eis outra comovente avaliação: no mesmo Mind and Life Dialogue que descrevi anteriormente, Sharon Salzberg, uma conhecida e altamente respeitada professora de vipassana, além de escritora, usou sem rodeios o termo *baixa autoestima* quando fazia sua apresentação para o Dalai Lama. Todos os ocidentais da sala entenderam o que ela queria dizer, mas nenhum dos tibetanos tinha a menor ideia do que ela falava. Foi preciso uma hora para explicar à Sua Santidade que, no Ocidente, muitas pessoas não se sentiam bem com relação a si mesmas. Foi uma incrível revelação transcultural.[16]

A MBSR foi concebida para atuar, portanto, como um veículo do dharma que inclui a curva do contínuo autodesenvolvimento,* entendimento e sabedoria. A atenção plena não é uma estratégia paliativa. Tampouco é uma técnica de relaxamento. Aliás, não é uma técnica. É um modo de ser. Existem centenas de métodos; centenas de maneiras habilidosas de cultivar maior percepção consciente. Os métodos em si não são importantes. O importante é a compreensão do

---

* O termo *bhavana* em páli, não raro traduzido como "meditação", significa literalmente "desenvolvimento" ou "cultivo".

potencial para enxergar profundamente a natureza do sofrimento e a natureza da mente, e depois a libertação desse sofrimento. Muitos dos nossos pacientes vêm a entender isso com base na própria experiência com as práticas de meditação formal e sua aplicação na vida cotidiana. Não temos que explicar a eles. Os pacientes podem vir para a aula depois de uma semana de prática e relatar: "Uau, abracei minha dor pela primeira vez e ela mudou!". Às vezes, comentam que ela passou por completo, pelo menos durante algum tempo. Uma experiência como essa pode mudar sua relação com o que acredita ser possível, e com como você se encontra no relacionamento com seu corpo e mente, e com o sofrimento em todas as suas manifestações em seu corpo, mente e coração. De repente, você enxerga e compreende mais e, como consequência, pode efetivamente levar menos sua experiência para o lado pessoal. Sua relação com a narrativa interior a respeito da própria experiência e do significado dela pode mudar profundamente. Ela pode, pouco a pouco, tornar-se menos egocêntrica e menos preocupada consigo mesma. Isso por si só já é bastante libertador, mesmo que nada mais se modifique. Ainda assim, será transformador.

Na realidade, não é uma situação excepcional participantes da MBSR e de outras intervenções baseadas em atenção plena relatarem mudanças em uma série de áreas da vida — mudanças que vão muito além da esperança e expectativas originais por participarem de um programa clínico baseado na atenção plena. Esse fenômeno é enfatizado pelo subtítulo de um recente texto sobre a Terapia Cognitiva Baseada na Atenção Plena: "Isso me modificou praticamente de todas as maneiras possíveis".[17]* Em outras palavras, as pessoas às vezes dizem coisas como: "Este programa me trouxe de novo à vida".

Há um paradoxo aqui, porque, quando as pessoas procuram a clínica para redução do estresse, por indicação de seu médico, da família ou de amigos devido a diagnósticos médicos e doenças específicos, com certeza elas não estão em busca de iluminação nem têm vontade de transformar toda a sua vida. O termo *iluminação* não faz parte do vocabulário delas, tampouco é motivo para se inscreverem na MBSR. Elas procuram a clínica porque estão em sofrimento. Querem que a dor vá embora, ou pelo menos desejam aprender a conviver com ela. Querem

---

* O artigo é mencionado na nota 17 com o título "It Changed Me in Just about Every Way Possible". (N.T.)

que a pressão caia, que a contagem das células T suba ou desejam mais paz de espírito. Há todo tipo de razão por trás da motivação para procurar a clínica. Nós lhes dizemos que a melhor maneira de promover o tipo de mudança que esperam — ou, na verdade, de alcançar algum progresso de qualquer espécie — é, paradoxalmente, não tentar chegar a lugar nenhum, mas apenas seguir as instruções da meditação com determinação e, de maneira suave e delicada, simplesmente ver o que acontece. Não raro, a transformação ocorre em uma extensão muito maior do que a pessoa esperava ou até mesmo pensava ser possível. Às vezes se dá por meio de um maior entendimento de quem a pessoa é — além de histórias, narrativas pessoais, do apego a pronomes pessoais. É importante que essa esfera não seja excluída do âmbito dos possíveis resultados. Na realidade, ela é um elemento essencial da MBSR.

Quando se trata da atenção plena propriamente dita, há diversas opiniões a respeito do que ela é ou não é. Até mesmo estudiosos budistas sérios têm divergências, e as vêm tendo há séculos.[18] Apresentei uma definição operacional da *atenção plena*: a percepção consciente que surge quando prestamos deliberadamente atenção ao momento presente, sem fazer julgamentos. Não é a última palavra sobre o assunto, mas indica como podemos usar instrumentalmente a atividade para deixar de funcionar no piloto automático, ou relativamente deixar de ser autômatos, para avançar rumo a uma maior atenção plena. Ao mesmo tempo, essa definição também aponta, por meio do verbo *surgir*, para a dimensão não instrumental, para o domínio do não fazer, do ser — que é pelo menos tão importante quanto a dimensão instrumental no reconhecimento e compreensão da nossa própria totalidade.[19] Talvez pudéssemos dizer que a percepção consciente em si é o caminho comum final da nossa condição humana e de nossa humanidade.

Prestar atenção dessa maneira e aprender a habitar a percepção consciente que surge quando presta atenção não implica ser budista. Simplesmente o fará se lembrar de sua condição humana, possibilitando-lhe vivenciar esse fato momento a momento como prática, se conseguir fazê-lo, o que é em si outro significado da expressão *atenção plena — sati* em páli, língua original na qual os ensinamentos do Buda foram escritos.

O aspecto imparcial de nossa definição operacional de atenção plena é fundamental. Significa não ter nenhuma aversão, ou estar consciente do quanto se pode sentir aversão em um momento particular. Na visão budista, estamos falando a respeito do segundo alicerce da atenção plena, *vedena*; de estar consciente no momento de contato com um surgimento de qualquer tipo, quer ele tenha qualidade agradável, desagradável, ou nem agradável nem desagradável. Mas não temos que invocar formalmente os quatro alicerces da atenção plena, ou mesmo mencioná-los na MBSR. Apenas prestamos deliberadamente atenção no momento presente, sem fazer julgamentos. Quando observo o que ocorre em minha mente, julgamentos de um tipo ou de outro acontecem em grande parte do tempo. Ser imparcial não significa deixar de fazer julgamentos. Seria algo verdadeiramente equivocado dar às pessoas a impressão de que não podem fazer julgamentos. Todos temos ideias e opiniões a respeito de tudo, inclusive de nós mesmos, de modo que não se trata de *não tê-los*, e sim de *envolvê-los em percepção consciente* e, portanto, ter um relacionamento diferente, mais sábio e mais flexível com eles.

Às vezes usamos a frase "estender o tapete de boas-vindas" para sugerir como podemos nos relacionar de maneira diferente com nossas críticas ou qualquer outra coisa que surja em nossa experiência. Por exemplo, se estiver meditando e, de repente, surgir um forte sentimento, digamos, de inveja, você poderá se sentir mal com relação a ele ou criticar a si mesmo. *Deveria estar meditando, mas na verdade estou me levando à loucura! Estou com inveja da experiência de outra pessoa; não deveria sentir isso.* Mas e se essa experiência fosse vista apenas como um surgimento, como uma nuvem? E se, quando esse sentimento aparecer, você não o levar para o lado pessoal? Você não o transforma em *eu, mim* e *meu*. Trata-se apenas de outro surgimento. Poderíamos observá-lo vir e ir embora. Poderíamos sentir seus efeitos no corpo, e onde esses efeitos são mais predominantes. E se pudéssemos permitir que o que quer que surja no momento apenas seja envolvido em percepção consciente; que simplesmente se estenda a esse surgimento o tapete de boas-vindas?

A percepção consciente não se perturba com inveja, ciúme, ódio, raiva, depressão ou outros estados mentais desagradáveis. Ela é caracterizada pela equanimidade. Não estamos promovendo aqui algum tipo de idealismo romântico. Falamos a respeito, sim, de ser possível, em determinado momento, reconhecer o apego ao conceito do *eu* com relação a um sentimento de inveja. Então, pelo menos naquele momento, haverá um instante de libertação. Como se diz nos ensinamentos dzogchen sobre a natureza essencial da mente e sobre como reconhecê-la, os pensamentos liberam a si mesmos. Uma analogia que uso às vezes ao ensinar o que chamamos de "percepção consciente indiferente", ou presença aberta, é que a autoliberação de pensamentos é semelhante a quando uma bolha de sabão estoura sozinha ou é tocada por um dedo. Quando surgem pensamentos ou emoções — ciúme, raiva, seja lá o que for —, o campo da mente, o campo da própria percepção consciente, tem o efeito de um dedo tocando uma bolha de sabão. Os pensamentos liberam a si mesmos na percepção consciente — exceto pelo fato de não haver nenhum dedo nem ninguém para tocar a bolha de pensamento, somente a própria percepção consciente.

Damos às pessoas bastante espaço para que aprendam a respeito de sua relação com os próprios pensamentos e emoções na Redução do Estresse Baseada na Atenção Plena, na Terapia Cognitiva Baseada na Atenção Plena e em todas as outras intervenções baseadas na atenção plena que vêm se desenvolvendo, seja na educação, no parto e nos cuidados dos pais, seja na prevenção de recaída do vício do álcool, nas forças armadas, nas prisões e assim por diante. Há intervenções baseadas na atenção plena se propagando pelo mundo, e todas estão relacionadas com a personificação da plena dimensão dessa prática. Coloco toda essa gama sob o amplo título de "atenção plena", mas ela poderia ser expressa de diversas outras maneiras. O ponto principal é que as pessoas têm a oportunidade de experimentar o poder de cura da própria atenção e percepção consciente, tanto como atenção plena quanto como emoção plena, em especial quando essas faculdades são cultivadas e refinadas por meio da prática contínua — e sem que os praticantes precisem necessariamente saber muito, talvez nada, a respeito da origem particular dessas práticas ou de suas bases filosóficas. É claro que os instrutores precisam conhecer e ponderar tudo isso em certa medida.

O dharma, seja ele com "d" minúsculo ou maiúsculo, tem uma estrutura profunda que precisa ser a base de onde vem a instrução das intervenções baseadas na atenção plena. Se chamarmos uma coisa de "baseada na atenção plena", ela de fato precisa se basear na atenção plena. E isso significa se basear no dharma. A atenção plena não é mais uma técnica cognitivo-comportamental que emerge da tradição psicológica ocidental. Ela é ortogonal (forma ângulos retos e se interpenetra) a essa tradição, possuindo portanto o enorme potencial de contribuir para o entendimento básico de nós mesmos como seres humanos, e para o entendimento do cérebro, da conexão mente-corpo e do que chamamos de "eu".

Também é importante enfatizar que uma base ética reforça todo o dharma, um entendimento claramente articulado do que é nocivo, além da decisão consciente — mesmo em face de emoções e impulsos destrutivos da própria mente — de não causar dano. Essa também é a base ética da medicina: o princípio fundamental do Juramento de Hipócrates é: "Primeiro, não causar dano". Isso é muito semelhante à aspiração e ao compromisso implícitos no Voto Bodhisattva. Você renuncia à sua ambição, até mesmo à sua ambição de alcançar a libertação ou a iluminação, e serve ao bem maior de todos os seres e à libertação deles do sofrimento, de todas as maneiras possíveis. Você faz isso não em busca de um ideal, mas como personificação de sua mais verdadeira natureza como não isolada, como interconectada a todos os seres, e portanto impelida a agir para aliviar o sofrimento. Essa é a base da empatia e da verdadeira compaixão.

Dizem que na maioria das línguas asiáticas as palavras para *mente* e *coração* são a mesma. Por essa razão, gosto de enfatizar junto aos públicos anglófonos — como já aludi em vários lugares — que, quando ouvimos a expressão *atenção plena*, se não estivermos internamente ouvindo também *emoção plena*, não estamos de fato entendendo para onde a expressão *atenção plena* aponta. Quando ouvimos *mente*, podemos facilmente tender para o lado cerebral, conceitual, talvez sendo até um pouco frios ao dizer: "Oh, atenção plena; isso diz respeito a tal e tal coisa, como estar presente no momento". Sim, é verdade. No entanto, ao mesmo tempo, ela encerra muitas outras coisas. A atenção plena diz respeito, de modo fundamental, à liberdade, à liberação — é a percepção consciente plenamente personificada, ou, como Bhikkhu Bodhi, tradutor de grande parte do cânon budista, chamou: *percepção consciente lúcida*.[20] Fácil de dizer. Não tão fácil assim de vivenciar.

Quando nos sentamos para a meditação formal, esse gesto intencional e personificado de vigilância e quietude na postura que adotamos é por si só um ato radical. Neste mundo *wireless*, acelerado, conectado o tempo todo, fazer com que as pessoas parem — especialmente os norte-americanos — é intrinsecamente revolucionário. Podemos então descobrir que a quietude, aliada à vigilância, é profundamente saudável. Simplesmente parar, soltar-se no momento presente, e delicadamente manter na percepção consciente *o que quer* que já esteja ali — o bom, o mau, o feio, a catástrofe completa —, porque aquilo já está ali. Ver o que acontece quando você acolhe tudo isso positivamente na percepção consciente é uma enorme declaração da riqueza e do potencial dentro do domínio do ser. Você poderá descobrir múltiplas dimensões ocultas dentro de si mesmo, e por certo não vai encontrar uma experiência direta desse domínio dentro de algum texto antigo ou em uma estátua, embora os textos e as estátuas possam apontar para ele, e de fato o fazem. Além disso, ele sempre esteve aqui — para ser descoberto ou recuperado. Às vezes, nós o reconhecemos no momento presente. Às vezes, até mesmo o chamamos de "momento presente"; e às vezes o chamamos de "quietude" ou "silêncio", ou apenas de "percepção consciente". Às vezes, ele se manifesta como quietude ou vigilância em movimento. Não importa como o chamemos, há ocasiões em que ele mal parece estar disponível para nós, tão perdidos ficamos no nosso fazer, pensar e reagir. A questão é a seguinte: a riqueza e a profundidade desses aspectos do nosso ser, dessas dimensões que, com excessiva frequência, estão ocultas, podem ser fomentadas? E, se isso for possível, como as fomentamos?

A resposta é "sim". Podemos efetivamente descobrir e fomentar essas dimensões ocultas do nosso ser. E o fazemos por meio de um certo tipo de disciplina. Por meio do constante cultivo (*bhavana*), exercitamos e desenvolvemos os músculos da atenção, os músculos da bondade, os músculos da autocompaixão, os músculos da sabedoria. Sentar-se, assumir uma postura digna e estender o tapete de boas-vindas para as coisas como elas são, sem nenhuma outra expectativa além de estar desperto, é um ato de autocompaixão. Em particular quando você não sente vontade, ou está ocupado demais. É um ato de sensatez radical — além de um ato de amor radical. Com o tempo, as pessoas passam a vivenciar seu caminho nesse modo de ser e a compreendê-lo interiormente. Ele não pode ser entendido apenas por meio do pensamento. Precisa ser vivenciado; caso contrário, não será compreendido.

Esse gesto radical de presença, clareza e amor é a essência da prática da atenção plena e da Redução do Estresse Baseada na Atenção Plena, da Terapia Cognitiva Baseada na Atenção Plena e do restante da família das intervenções baseadas em atenção plena. Quando são transmitidos com a maestria adequada da forma, do conteúdo, da intenção e do processo de seus respectivos programas de estudo, há um consenso geral entre os fundadores da MBSR e da MBCT de que esses programas são semelhantes de 90% a 95%. O conteúdo precisa ser um tanto diferente em diferentes conjunturas, a fim de abordar as necessidades de grupos de pessoas específicos, como no caso dos que desejam reduzir o risco de ter uma recaída na depressão grave. Mas a estrutura predominante e a essência do programa são as mesmas — e as práticas de meditação também o são, praticamente. A coisa mais importante, sempre, é que todo o processo esteja fundamentado no dharma — embora não usemos de jeito nenhum a palavra *dharma* na MBSR ou na MBCT. Na sua expressão personificada, contudo, como presença, como amplidão generosa, como bondade, todas firmadas na prática constante e no entendimento do dharma do instrutor, ela é universal. Existe sofrimento. Isso é universal. E há o potencial para a libertação, aqui e agora. Isso também é universal. Sendo assim, arregaçamos as mangas e trabalhamos com o que estiver aqui.

Se você marcar em um gráfico o número de textos científicos que contêm a expressão *atenção plena* no título a partir de 1980, a linha avançará em um nível muito baixo até mais ou menos 1997 ou 1998. Em seguida, começará a subir. Na ocasião em que escrevo estas linhas, ela está subindo cada vez mais exponencialmente, quase na vertical. O que começou no porão do centro médico da Universidade de Massachusetts como algo que poucas pessoas conheciam e com que quase ninguém se preocupava — e, se tivessem ouvido falar, com certeza o teriam considerado uma maluquice — está agora integrado à ciência e à medicina convencionais em um grau impressionante.

É digno de nota que o mundo da medicina e dos cuidados com a saúde, além de outros, tenham dito "sim" ao cultivo da atenção plena da maneira como fizeram, e que tantos eminentes cientistas e alunos de pós-graduação altamente gabaritados sintam-se atraídos pela realização de pesquisas básicas e aplicadas nessa área. Era por isso que eu esperava desde o princípio, já que minha formação não é nem em psicologia nem em neurociência, e tampouco fui treinado para fazer pesquisas com pessoas. Minhas primeiras pesquisas como aluno de pós-graduação foram em biologia molecular em vírus, genes e bactérias. Mas eu tinha conhecimento suficiente do valor da confluência da ciência e do dharma na minha própria vida para acreditar desde cedo que, se fosse capaz de mostrar que a atenção plena realmente fazia diferença na vida das pessoas perante o estresse, a dor e a doença crônica, os benefícios potenciais poderiam ser enormes — estendendo-se, em última análise, bem além da medicina, dos cuidados com a saúde e da psicologia —, e que o potencial para descobertas fundamentais a respeito da conexão mente-corpo e da psique humana, do cérebro e do coração se apresentariam como áreas tentadoras para uma rigorosa pesquisa científica.

De que maneira, você poderá perguntar, avançamos desses acontecimentos iniciais no porão de um hospital para essa crescente curva exponencial de pesquisa sobre atenção plena? Colocando um pé na frente do outro e acreditando que, se trabalhássemos com as pessoas de maneira autêntica, sintonizados com o que há de mais profundo e melhor dentro delas e mais profundo e mais apropriado ao sofrimento delas dentro do dharma, e publicássemos nossos resultados em revistas científicas respeitáveis, alguns notariam e diriam: "Vale a pena investigar isso um pouco mais". Na realidade, eles também poderiam se interessar como seres humanos, no sentido de unificar elementos e interesses divergentes na própria vida pessoal e profissional.

Nos primeiros anos, publicamos uma série de artigos que examinaram os efeitos do treinamento da MBSR em pacientes que sofriam de dor crônica, para quem a medicina, efetivamente, nada mais tinha a oferecer. Eles tinham sido, como dizem na medicina, "fracassos" para todos os outros tratamentos. Fizemos também um estudo de pessoas com a doença de pele chamada psoríase — uma proliferação celular descontrolada na epiderme que é exacerbada pelo estresse. Não é câncer, mas expressa fatores celulares semelhantes aos que se manifestam no carcinoma das células basais, ou câncer de pele. Não existe cura para a psoríase, mas há um tratamento que a faz melhorar temporariamente: a luz ultravioleta. Se você mora na Europa, pode ir até o Mar Morto e se deitar ao sol, porque a luz solar, incluindo os raios ultravioleta, são filtrados por quatrocentos metros de atmosfera, de modo que você não se queimará tão rápido. Não raro, o seguro-saúde na Europa cobre as despesas da viagem. Mas, se não puder se dar esse luxo, ou não tiver esse tempo para viajar, você pode fazer um tratamento em uma clínica de fototerapia, onde ficará de pé em uma caixa de luz circular e receberá a radiação três vezes por semana, por períodos muito curtos, porém crescentes, que chegam até mais ou menos dez minutos. Você usa óculos de segurança pretos e uma fronha sobre a cabeça para proteger os olhos e o rosto. Não é como ficar exposto ao sol durante uma hora. É mais como estar dentro de uma torradeira. É muito intenso, e o índice de desistência do tratamento é elevado.

Nosso estudo começou quando meus colegas dermatologistas me perguntaram se eu poderia ensinar a meditação a pacientes com psoríase, para que ficassem mais relaxados na caixa de luz e tolerassem melhor o tratamento, ficando portanto menos propensos a abandoná-lo. Quando ouvi isso, eu pensei: *Nossa! Essa é uma estrutura experimental incrível para verificar se as práticas meditativas são capazes de influenciar um processo de cura que podemos efetivamente ver e fotografar, e, depois, no final, estudar, até o nível da expressão gênica e dos mecanismos celulares de ação.*

A maneira como a palavra *cura* é usada no campo da medicina convencional faz uma grande diferença no modo como é recebida por médicos e cientistas. Às vezes é melhor simplesmente não usar o termo, tendo em vista suas conotações de "nova era". Quando se trata da pele, contudo, como é o caso das pessoas que sofrem de psoríase, é fácil verificar se ela está limpa ou se tem as machas escamosas características da doença. Todos podem concordar com a cura da pele, processo que pode ser visto e documentado de maneira confiável. Sendo assim, em colaboração com nossos colegas dermatologistas, conduzimos um estudo, publicado em 1998, que mostrou que, em uma experiência randomizada, a pele de pessoas que estavam de pé na caixa de luz ouvindo um programa de áudio de meditação da atenção plena guiada enquanto se submetiam aos tratamentos com luz ultravioleta ficou livre das manchas escamosas aproximadamente quatro vezes mais rápido do que a pele dos que não meditavam, que recebiam o tratamento com luz ultravioleta sem a meditação guiada. Adoraria ver esse estudo reproduzido e ampliado.[21] Hoje, quinze anos depois que o estudo original foi publicado, existem muito mais instrumentos para avaliar o que acontece, inclusive instrumentos para investigar possíveis mecanismos biológicos em níveis molecular e celular da pele.

Do ponto de vista científico, nunca houve uma época melhor para estudar a conexão mente-corpo. Nos últimos quinze anos, a ciência mudou tanto que já tivemos três avanços metodológicos e conceituais extraordinários, até mesmo revolucionários. O primeiro foi a descoberta da *neuroplasticidade*, o fato de o cérebro estar continuamente se reformulando em relação às suas experiências. Fundamental para isso é a experiência repetitiva, que impulsiona as mudanças neurais. Sabemos que existem certas regiões do cérebro, como o hipocampo, importantes para o aprendizado e a memória, nas quais novos neurônios funcionais são construídos até o dia de nossa morte. O antigo dogma era que, a partir de mais ou menos 2 anos de idade, o sistema nervoso central começava a se deteriorar, e perdíamos neurônios a uma velocidade cada vez maior. Na realidade, o cérebro pode permanecer dinâmico a vida inteira, e tem capacidade de renovar e readaptar mais tecido cerebral para funções específicas quando sua atividade for impelida por experiências altamente repetitivas e ele reage a elas. O trauma pode degradar não apenas a função como também a estrutura cerebral. Mas práticas repetitivas como correr, nadar ou meditar podem efetivamente refinar e aprimorar a estrutura do cérebro em regiões específicas relacionadas com a natureza das experiências. Com os novos avanços nas tecnologias de escaneamento, existem hoje instrumentos incrivelmente aprimorados para conduzir esses tipos de estudo. Embora eles não nos digam tudo a respeito do cérebro ou da experiência, são janelas para que possamos investigar a interface mente-corpo e vir a entender como essas mudanças podem ser reguladas por escolhas de estilos de vida específicos. Estudos recentes do laboratório de Sara Lazar demonstraram que oito semanas de um treinamento de MBSR pode afetar a densidade da massa cinzenta em um grande número de regiões do cérebro, essenciais para a atenção, a regulação das emoções, o aprendizado e a memória, espessando-a em regiões como o hipocampo e tornando-a menos densa na amígdala.[22]

Outra revolução na ciência foi o advento da área da *epigenética*. A epigenética se baseia na descoberta de que pode haver mudanças no nível dos cromossomos que influenciam a expressão dos genes sem modificar os genes propriamente ditos. Antigamente, aprendíamos que nosso destino estava determinado pelos genes que recebíamos de nossos pais. No entanto, como se constatou depois, nossos cromossomos são estruturas muito dinâmicas, e a maneira como vivemos nossa vida pode influenciar quais de nossos genes são lidos, ou, em termos mais técnicos, como eles se expressam. Por exemplo, a maneira como você se comporta, ou até mesmo o que você come, pode ativar — a linguagem técnica é *fazer a regulação ascendente* — centenas de genes e fazer a regulação descendente de centenas de outros. Isso é importante porque muitos genes estão associados ao câncer. Esses são chamados de proto-oncogenes. Há também os genes pró-inflamatórios. Nenhum desses tipos é benéfico ao corpo quando sua expressão torna-se desregulada. Tem aumentado a evidência de que, quando você cuida de si mesmo de certa maneira, incluindo colocar em prática a manifestação compassiva, está selecionando — é claro que não de modo consciente — quais genes ficam em funcionamento e quais permanecem quietos.

A terceira revolução é o estudo dos *telômeros*, trabalho pelo qual Elizabeth Blackburn, da Universidade da Califórnia, São Francisco, recebeu o Prêmio Nobel de Fisiologia ou Medicina em 2009. Os telômeros são estruturas longas de subunidades repetidas de DNA nas extremidades dos cromossomos. Eles se degradam com o tempo, com a sucessiva divisão celular, mas são restaurados pela telomerase. O estresse crônico acelera o encurtamento dos telômeros, acelerando também, portanto, o envelhecimento celular, porque, uma vez que os telômeros desapareçam, nossas células entram em senescência. No entanto, o estresse e o encurtamento dos telômeros são mitigados pela maneira como se percebe o estresse. Isso sugere que, se você se dedicar a transformar sua relação com o estresse, tal iniciativa pode, efetivamente, desacelerar o processo de envelhecimento em nível celular. Uma grande quantidade de trabalho está sendo realizada nessa área (consulte o Capítulo 4).

Em outro avanço importante dentro do campo florescente da pesquisa em atenção plena, progrediu-se no projeto de condições de controle apropriadas para assegurar que os resultados obtidos são específicos da prática da meditação propriamente dita. Richard Davidson e seus colaboradores do Centro de Investigação de Mentes Saudáveis da Universidade de Wisconsin conduziram uma série de estudos interessantes usando um grupo de controle chamado Programa de Melhora da Saúde (HEP, do inglês Health Enhancement Program), projetado especificamente para coincidir de todas as maneiras com a MBSR, exceto na incorporação de práticas de atenção plena. Em uma experiência randomizada de inflamação neurogênica em reação à aplicação de um irritante da pele (capsaicina) no antebraço, Melissa Rosenkranz, Richard Davidson e colaboradores demonstraram que, embora todas as mudanças na angústia psicológica e nos sintomas físicos relatados pelos próprios participantes em reação ao desafio do estresse fossem idênticas entre os membros do grupo MBSR e do grupo HEP, os membros do grupo MBSR exibiram uma reação inflamatória pós-estresse significativamente menor do que os membros do grupo de controle HEP.[23]

Também quero destacar um estudo que Norman Farb, Zindel Segal e seus colegas da Universidade de Toronto fizeram com a MBSR, examinando o que chamam de diferentes modos de autorreferência. Eles descobriram que pessoas que participavam do programa de Redução do Estresse Baseada na Atenção Plena exibiam atividade reduzida em uma rede específica dentro do córtex frontal do cérebro — uma rede de linha mediana conhecida como rede-padrão — em comparação com os membros do grupo de controle. Essa rede, que eles chamam de rede de "foco narrativo", também estava isolada da atividade em uma rede mais lateral, a rede de "foco experiencial", que exibiu maior ativação depois do treinamento de Redução do Estresse Baseada na Atenção Plena, estando associada à experimentação somática direta de momento a momento. A rede narrativa pode ser considerada uma região que tem muito a ver com o que poderíamos chamar de "minha história e o que aconteceu comigo". A região lateral, especialmente no lado direito, diz mais respeito à experiência somática direta do momento presente — é apenas mais atenta, sem nenhuma história, mais personificada. Esses resultados sugerem que é possível aprender, por meio do cultivo da atenção plena, a moderar um tanto a "minha história" e ter uma perspectiva *descentralizada* a respeito dela; em outras palavras: uma maneira de mantê-la na percepção consciente sem fazer julgamentos a seu respeito, porém mantendo o discernimento. Ela permanecerá ali, e é claro que é fundamental, para nós, poder construir essas narrativas, e, para a mente, poder vagar, às vezes, de modo livre e desimpedido. Essa é, em parte, a base de nossa criatividade e a capacidade de imaginação. Mas é importante desenvolver em paralelo outras capacidades dentro de nós, nesse caso a percepção consciente personificada de momento a momento, e portanto exercer com atenção certa flexibilidade de perspectiva, para não ficar presos a necessariamente acreditar em nossas narrativas interiores.

O Buda é famoso por dizer que a totalidade de seu ensinamento poderia ser resumida em uma única frase: "Não devemos nos apagar a nada como 'eu', 'mim' ou 'meu'". Como vimos, os neurocientistas estão agora identificando e estudando várias redes corticais que envolvem diferentes modos de autorreferência. Um trabalho adicional nesse sentido poderá contribuir de maneira significativa para elucidar importantes características do que chamamos de "eu" — questão essencial no campo da psicologia. Temos, portanto, uma oportunidade extraordinária, na confluência dessas duas epistemologias de perspectivas tão diferentes sobre a natureza do eu e com diferentes métodos de investigação empírica, de elaborar perguntas significativas e conceber novas experiências para conduzir o campo para novos domínios de compreensão. Se não perdermos de vista as dimensões do dharma subjacentes às práticas meditativas como as que integram a Redução do Estresse Baseada na Atenção Plena, essa convergência tem o potencial de transformar a ciência da mente, o campo da psicologia e o campo da medicina. Ela também tornará, inevitavelmente, os cuidados com a saúde muito menos dispendiosos, porque teremos então maneiras eficazes de motivar as pessoas a participar da própria saúde e bem-estar. Esse foi o caso da pesquisa sobre psoríase, porque as pessoas no grupo de meditação se curaram mais rápido e, portanto, necessitaram de menos sessões de tratamento para conseguir a melhora da pele. Começamos a chamar essa abordagem de "medicina participativa".[24]

Nosso potencial de transformar o mundo, tanto do ponto de vista individual quanto do coletivo, da maneira que ele precisa com urgência é enorme.[25] Transformação requer autenticidade e criatividade. Ninguém pode dizer a outra pessoa como fazer isso. Mas o convite para que todos nós investiguemos, dentro do espírito da primeira pessoa* e também do da terceira pessoa,** esse aspecto é, em si, uma via de acesso para a clareza, a ação sábia e o bem-estar — para nós mesmos e para o mundo.[26]

---

* O que podemos aprender por meio de nossa experiência direta.
** O que podemos aprender por meio do comportamento observado e da experiência relatada por outros.

8

Aplicações terapêuticas da meditação

Redução do Estresse Baseada na Atenção Plena
Dr. Edel Maex

Os pensamentos são perigosos, ou completamente inofensivos? Neste capítulo, Edel Maex, pioneiro no treinamento de atenção plena na Bélgica, oferece um vislumbre de como é participar de uma aula de Redução do Estresse Baseada na Atenção Plena. Ele começa com uma meditação guiada concebida para nos tornar mais conscientes de nossos processos de pensamento e dos padrões automáticos que podem conduzir à preocupação, ao estresse e à depressão. Quando os pensamentos são menos sólidos e carregados de emoção, explica ele, a cura se torna possível.

Para que vocês tenham uma ideia do que fazemos no treinamento da atenção plena, começarei com uma breve meditação guiada.

Sente-se e fique em uma posição confortável. Se desejar, você pode fechar os olhos, ou então deixá-los abertos mesmo.

Comece direcionando delicadamente a atenção para sua respiração. Apenas conscientize-se da inspiração e da expiração. Não interfira no processo. Não se envolva com ele de nenhuma maneira. Deixe-o ser exatamente como é.

Você poderá descobrir que sua respiração é calma e regular. Se for esse o caso, apenas constate esse fato. É possível também descobrir que sua respiração é agitada e irregular. Não tente controlá-la; apenas observe esse fato com atenção afável e aberta.

Quando se der conta de que se distraiu, e de que sua mente divagou, apenas abandone o que quer que tenha captado sua atenção e retorne à respiração. Faça isso com delicadeza, porque, como poderá notar, você não tem nenhum controle sobre o momento em que sua mente divaga. O único controle que tem é o de voltar, portanto é isso que você faz. Se pensamentos ou outras coisas o distraírem, apenas observe-os, abandone-os e retorne à respiração.

Como passo seguinte, direcione a atenção para seus pensamentos, para o que acontece em sua mente pensante. Observe o surgimento dos pensamentos e, se algo o distrair, como a sua respiração, por exemplo, conduza a atenção de novo para essa chegada e partida dos pensamentos. É importante saber que você não é seu pensamento. Os pensamentos são apenas coisas que acontecem, de modo que procure observar como um pensamento surge, floresce e, em determinado momento, vai embora.

Poderá surgir de imediato outro pensamento, ou poderá haver um intervalo entre eles. Apenas observe como as coisas funcionam, e faça isso com uma atenção afável e aberta. Com "aberta" quero sugerir que você dê atenção a qualquer pensamento que surgir, seja ele agradável ou desagradável. Não tente afastar os pensamentos desagradáveis, e não tente se apegar aos agradáveis. É importante fazer isso com muita gentileza, porque você precisa dela, em especial quando surgem pensamentos desagradáveis, a fim de ser capaz de permanecer com eles e observar tudo acontecer.

No momento em que se deixar arrebatar e se perder em seus pensamentos, apenas observe e, com gentileza, volte. Você pode começar retornando à respiração, e depois voltar a observar os pensamentos. Poderá ter pensamentos muito inteligentes e outros não tão inteligentes. Poderá ter pensamentos que dão a nítida impressão de que vêm de você, e poderá ter outros que o deixarão sem compreender como tais coisas podem ocorrer em sua mente. No entanto, com ilimitada gentileza, deixe apenas que esses pensamentos aconteçam, e observe.

Também é proveitoso estar consciente de que não há como saber qual será o próximo pensamento, portanto você pode se permitir não saber e apenas observar para ver o que acontece, com uma percepção consciente afável e aberta.

Agora você pode abrir os olhos, caso os tenha fechado, e começar a se mexer novamente.

Geralmente, quando utilizo essa técnica no hospital como parte do programa de treinamento de atenção plena com duração de oito semanas, ela está inserida em uma meditação guiada mais longa, que dura cerca de 45 minutos. Essa meditação particular se dá mais ou menos na metade do curso, na quinta sessão. Em seguida, peço aos membros do grupo que se dividam em grupos menores, ofereço-lhes café, chá e biscoitos, e todos têm a oportunidade de discutir sua experiência. Passados vinte minutos, eles voltam e eu pergunto a eles: "Bem, como foram as coisas?". Uma das primeiras questões que sempre surgem é que algumas pessoas — nem todas, mas várias delas — tiveram a sensação de que, de repente, não havia mais pensamentos. Lá está você, pensando que os pensamentos o incomodam 24 horas por dia, e então alguém aparece e lhe diz: "Apenas observe seus pensamentos". Você irradia sua luz sobre eles e... *puf*, não há mais pensamentos! Isso é muito estranho, mas nos mostra algo a respeito de nosso processo de pensamento. Achamos que os pensamentos são contínuos, mas eles não são, nem um pouco — há intervalos entre os pensamentos. Se eu disser para você: "Olhe para lá!", você vai olhar, e nesse momento seu processo de pensamento será suspenso. Você estará aberto, olhando, esperando e receptivo, e só então ele começará de novo.

Suponha que você pudesse viver assim o tempo todo, com a mesma abertura e receptividade contínuas. Quando você aplica isso ao processo de pensamento propriamente dito, observa que os pensamentos vêm e vão embora, e há uma lacuna entre eles. Nesse momento, por uma fração de tempo, não há mais pensamentos. O pensamento seguinte, portanto, é: *Ei, onde estão os meus pensamentos?* O problema é que, quando as pessoas percebem esse fato, elas pensam: *Agora eu sei como funciona. Agora sei como me livrar de todos os meus pensamentos importunos. Na próxima vez que eu tiver um problema, vou me sentar, meditar, e os pensamentos vão embora.* Quando você faz isso, está na verdade fazendo exatamente o oposto do que fez na meditação, porque agora está deliberadamente tentando se livrar dos seus pensamentos. É uma pena, eu sei, porém as coisas não funcionam assim.

Na etapa seguinte do treinamento, eu pergunto: "O que é exatamente pensar?". Nesse ponto, falo por mim mesmo, porque não posso falar pelo grupo. Para ser sincero, quando me dedico a essa prática e observo o ir e vir dos meus pensamentos, tenho que admitir que a maioria dos que surgem é puro contrassenso. Talvez sua experiência não seja essa, mas é assim que funciona para mim. É assim que a mente funciona. Ela faz exatamente o que deve fazer, e produz pensamentos repetidamente. Esse processo não é completamente aleatório. Alguns processos associativos estão envolvidos. Quando penso no número um, por exemplo, penso no dois; e, quando penso em preto, penso também em branco. Mas há um conjunto de pensamentos que me torna criativo, e, quanto maior o número deles, mais criatividade posso ter.

Pensar é um processo de seleção. Nesse fantástico campo florescente de pensamentos, seleciono aqueles com os quais quero continuar e quais eu quero usar. É muito importante compreender isso, porque, com muita frequência, reagimos de modo automático aos pensamentos e avançamos com eles, em vez de reagir de maneira consciente; em vez de exercer a liberdade que temos de escolher o que fazer com eles.

Por exemplo, sempre que alguma coisa acontece, muitas pessoas de imediato têm o seguinte pensamento: *Oh, deve ser culpa minha*. Outras pessoas pensam com a mesma rapidez: *Deve ser culpa de outra pessoa*. As pessoas são diferentes, mas, no contexto da depressão, a primeira opção geralmente é a que ocorre. As pessoas pensam: *É culpa minha*. Esses pensamentos automáticos surgem por si sós; estou certo de que você está familiarizado com eles. Outros bem populares são os seguintes: *É culpa minha. Não sou bom o bastante. Não mereço. Ninguém me ama.* E os pensamentos simplesmente continuam a aparecer...

A princípio, você sequer tem consciência de que se trata de pensamentos. Ninguém o ama; é assim que as coisas são. Você não é bom o suficiente; é apenas um fato. Mas esse exercício pode ajudá-lo a começar a compreender que esses pensamentos gerados automaticamente estão sempre aparecendo. Quando você entende que sempre tem esses pensamentos, ocorre um momento em que você diz: *Oh, se ao menos eu pudesse me livrar desses pensamentos. Se ao menos eu conseguisse interrompê-los!* Eis a má notícia: você não pode interrompê-los. Esse tipo de pensamento está demasiadamente arraigado em seu cérebro. Há uma "energia de hábito" excessiva.

Se você não pode deter esses pensamentos, então o que pode fazer? Você pode se conscientizar deles e exercer mais liberdade na maneira como lida com eles. Você pode compreender que o mesmo pensamento continua a aparecer: *Não sou bom o suficiente*. Embora você não deseje mais ter esse pensamento, ele está presente. Você não pode afastá-lo, então o que você faz? Convide-o para entrar, ofereça a ele um lugar à mesa, dê a ele uma xícara de café e apenas deixe-o sentado lá.

Tomando um exemplo simples, suponha que esteja com seu casaco nas mãos, prestes a sair de casa, quando surge o pensamento: *Ninguém me ama*. Você poderia reagir pendurando o casaco e se deitando de novo no sofá. Outra reação poderia ser apenas observar: *Oh, não, de novo esse pensamento. Gostaria de não tê-lo, mas tenho. Ainda assim, vou vestir meu casaco e sair para visitar alguém.*

Uma das coisas que a prática da atenção plena lhe ensina é observar os próprios pensamentos, conscientizar-se mais dessa dinâmica e se permitir, por um momento, não reagir aos pensamentos, e sim, de maneira consciente e intencional, só observar o que acontece, sem agir motivado por eles. Afinal de contas, os pensamentos são completamente inofensivos! O que poderia ser mais inofensivo que um pensamento? Quando afirmo isso no meu grupo, as pessoas começam a protestar. Elas dizem: "Os pensamentos são muito perigosos!". De certa maneira, eles de fato são. Observe os principais problemas no mundo. Existem diversos lugares onde estão acontecendo guerras e todo tipo de coisas terríveis. Com bastante frequência, as guerras estão relacionadas a pensamentos. Pessoas são mortas por causa de pensamentos. Aqui estou eu lhe dizendo que os pensamentos são totalmente inofensivos, mas, quando você liga a televisão, vê que grande parte do derramamento de sangue e vários outros problemas estão associados aos pensamentos.

Quando um pensamento se torna perigoso? As pessoas às vezes dizem: "Um pensamento se torna perigoso quando agimos motivados por ele". Essa não é, rigorosamente, a verdade. Não há nada de errado com um pensamento em si, e, em determinado momento, você precisa agir motivado por ele. O fato de estar onde está agora significa que agiu em função de alguns pensamentos que você teve. Um pensamento se torna perigoso no momento em que você pensa o seguinte:

É assim que as coisas são. Qualquer pessoa que pense algo diferente está errada, e vou dar um tiro nela. Desafortunadamente, isso acontece. Uma das coisas mais perigosas que podem acontecer no mundo é você estar "certo". Enquanto estou errado, chega um momento em que eu paro. Mas, quando acho que estou certo, não paro nunca. Se você examinar os locais de conflito no mundo, constatará que existem sempre dois lados, ambos os quais têm certeza de que estão "certos". Tive certa vez uma jornalista no meu grupo que tinha trabalhado como correspondente de guerra, e ela ficou arrasada porque tinha amigos em ambos os lados do conflito que estava cobrindo. Ela conseguia entender que os dois lados, da perspectiva de cada um, estavam certos, e não conseguia lidar com isso. Estar certo é nocivo para a comunicação.

Quando olho com mais atenção — digamos, por exemplo, quando discuto com a minha esposa —, qual é, em geral, o problema? Ambos estamos certos! Isso só acontece na minha casa, ou você reconhece o padrão? Se quisermos nos afastar da discussão, temos que tornar os pensamentos fluidos novamente. Isso pode ser simples de explicar, mas não é tão simples de executar. Todos os pensamentos estão carregados de emoção. Eu costumava pensar que consideramos algo verdadeiro no momento em que esse algo for lógico, mas parece que nosso cérebro não funciona dessa maneira. Consideramos algo verdadeiro quando ele está carregado de emoção. Sou psiquiatra e, às vezes, atendo pessoas que sofrem de paranoia. As ilusões nunca são neutras em termos emocionais; elas estão carregadas de fortes emoções. É a força da emoção que torna tão difícil abandonar nossos pensamentos.

Na minha experiência, a cura se caracteriza por esse processo de atenção plena, no qual olhamos para os sentimentos da mesma maneira como olhamos para os pensamentos — sem refreá-los, sem nos perder neles, e ficando naquele caminho do meio entre não fazer caso deles e nos deixar ser arrebatados por eles. É nesse momento que a cura da emoção ocorre.

Esse é exatamente o mesmo mecanismo para o qual pessoas como Mark Williams, Zindel Segal e John Teasdale se voltaram como uma maneira de curar a depressão quando desenvolveram o programa conhecido hoje como Terapia Cognitiva Baseada na Atenção Plena (MBCT). A depressão é um transtorno do humor. O humor normal costuma oscilar. Todos temos dias em que acordamos pela manhã sentindo que podemos assumir o controle do mundo; e temos dias em que acordamos nos perguntando: *Tenho realmente que me levantar hoje?* Esse é o humor normal; ele muda. A depressão é o momento em que o humor para de se modificar; quando seu astral está baixo e permanece assim durante horas, dias, semanas ou meses. Dá-se então uma espiral descendente com pouquíssima oscilação, o que é terrível. Quando você se cura da depressão, pode voltar ao normal. Seu humor começa a oscilar de novo.

Quando você se sente desanimado, entra em pânico, o que é bastante compreensível. *Oh, meu Deus! Não vou ficar deprimido de novo, vou? Diga-me que isso não vai acontecer novamente!* Você acorda pela manhã e diz: *Oh, não! Depressão de novo não!* Você reage, tentando desconsiderá-la e afastá-la de você. *Na hora do almoço ela terá passado. Procure não dar atenção a ela!* Com um pouco de sorte, na hora do almoço ela terá passado. Mas, se não tiver tanta sorte, o pânico, o medo, todo esse processo pode iniciar a cascata, fazendo-o reviver o processo depressivo e trazê-lo à tona novamente.

No treinamento da atenção plena, aprendemos a observar um mau momento, um mau dia, ou pensamentos e sentimentos negativos — aprendemos a permitir que estejam presentes, em vez de desconsiderá-los. Você se permite ter um dia realmente ruim, talvez até mesmo uma semana ruim, ou um mês ruim. Você apenas permite que o sentimento ou o pensamento esteja presente, mas sem se deixar arrebatar completamente por ele. Você permanece naquela zona em aberto, naquele caminho do meio entre desconsiderá-lo e ser arrebatado por ele. É isso que as pessoas aprendem a fazer. Depois, mesmo quando elas têm uma recaída da depressão, observam a situação de maneira diferente. Recentemente, uma senhora me disse o seguinte: "O treinamento da atenção plena me trouxe tantos benefícios! Estou muito feliz por ter participado dele, embora ele não tenha evitado minha depressão. Mas *agora*, quando estou deprimida, sou capaz de olhar para a depressão e lidar com ela de maneira diferente". Portanto, o treinamento foi útil, afinal de contas! Quando menciono o "caminho do meio", que deve soar familiar em um contexto budista, a distância entre os dois perigos, o de desconsiderar e o de ser arrebatado, fica muito reduzida. Mas esse caminho do meio em si é muito amplo. Há bastante espaço no caminho do meio.

O que acabo de expor é apenas uma amostra do que fazemos no treinamento da atenção plena, mas é preciso acrescentar mais uma coisa, da qual só me conscientizei recentemente. Há algum tempo, em um dia de retorno de um dos nossos grupos, alguém me disse que antes do programa de oito semanas ele não tinha nenhum problema com, digamos, matar uma aranha. No entanto, ele se dera conta de que agora — e ele não entendia por quê — estava tendo dificuldade para matar uma aranha. Quando perguntei aos outros, muitas pessoas relataram ter tido a mesma experiência. No budismo mahayana, praticamos para beneficiar todos os seres sencientes. Quando as pessoas vêm ao hospital para participar do treinamento da atenção plena, não fazem isso a fim de salvar os seres sencientes. Elas vêm por causa de si mesmas, para lidar com o próprio sofrimento. No entanto, muitas pessoas descobrem que, nesse espaço amplo, a compaixão parece surgir com naturalidade, embora não falemos explicitamente a respeito dela nas aulas. Não é uma crença; é algo que você descobre por si mesmo. Não é nem mesmo lógico, mas parece que, quando a mente humana se abre, a compaixão é a coisa mais natural a surgir, e acho que ela é parte essencial do que chamamos de treinamento da atenção plena.

9

A atenção plena no tratamento da depressão

Observações de um clínico "descentralizado"
Dr. Lucio Bizzini

Ao longo dos últimos dez anos, a Terapia Cognitiva Baseada na Atenção Plena emergiu como poderosa aliada na batalha contra a depressão. Lucio Bizzini, que dirige grupos de Terapia Cognitiva Baseada na Atenção Plena na Suíça, explica como o programa combina a meditação com elementos da terapia cognitiva para ajudar os pacientes a evitar a espiral descendente dos pensamentos depressivos. O resultado é um método que demonstrou reduzir pela metade o risco de recaídas em pessoas que já sofreram vários episódios de depressão.

Enquanto eu preparava minha apresentação para o Congresso de Meditação e Saúde, foi natural para mim relembrar como cheguei a dirigir grupos baseados na atenção plena, concebidos para evitar que as pessoas tivessem recaída na depressão. A primeira pista reside nos dois principais tipos de aprendizado que recebi, a psicologia piagetiana e a terapia cognitiva comportamental (TCC), em ambas as quais a ideia da *descentralização* é fundamental. Jean Piaget escreveu que "a mais profunda tendência de toda a atividade humana é a progressão em direção ao equilíbrio". A "psicologia genética" de Piaget descreve uma progressão gradual a partir da perspectiva egocêntrica do bebê para a mentalidade descentralizada do jovem adulto. Esse senso de "equilíbrio progressivo", ou domínio gradual da capacidade humana de conciliar diferentes pontos de vista, está muito próximo da ideia de *distanciar-se* — uma das principais características da atenção plena.

Por trabalhar em um ambiente psiquiátrico, logo me interessei pelo tratamento da depressão e fiz um treinamento em psicoterapia, com ênfase na TCC. No tratamento da depressão proposto por Aaron Beck, um dos pioneiros da TCC, vários elementos se encadeiam estreitamente com a teoria piagetiana da descentralização.[1] Na realidade, uma das estratégias terapêuticas mais eficazes para o tratamento de pacientes depressivos é a "reestruturação cognitiva", que se destina a modificar, ou pelo menos mitigar, o conteúdo dos pensamentos depressivos. Esse objetivo é alcançado ajudando os pacientes a se tornar gradativamente conscientes desses pensamentos, e depois a se distanciar do conteúdo negativo deles. Por meio da auto-observação durante os períodos de tristeza, irritação e raiva, o paciente é auxiliado pelo terapeuta de TCC a identificar os "pensamentos automáticos" que dão origem à depressão e a questionar ou modificar certas suposições ou convicções, que não raro se revelam disfuncionais e só servem para manter o estado depressivo.

Em um estágio posterior da terapia, o paciente vem a reconhecer padrões antigos de desajuste, desenvolvidos durante acontecimentos difíceis na vida, como circunstâncias emocionais adversas ou períodos de estresse específicos que conduziram à depressão. Em alguns casos, o terapeuta e o paciente são capazes de trabalhar em conjunto para identificar e, em seguida, reestruturar esses padrões. Em outros casos, os padrões podem ser encarados como hipóteses, em vez de como verdades. Esse trabalho envolve a descentralização e o estabelecimento de uma distância das ideias negativas a respeito de si mesmo, do mundo ou do futuro, que Beck identificou como pertencentes ao núcleo do pensamento depressivo. Distanciar-se dos próprios pensamentos, deixar de se identificar com eles e vê-los como eventos mentais, e não como fatos; como teorias a respeito de si mesmo em vez de verdades, são expedientes poderosos para sair da depressão. Na TCC, é fundamental trabalhar os aspectos depressivos do pensamento. Esse é um dos recursos mais eficazes para lidar com as disposições de ânimo tristes e a autoimagem negativa, além de ser elemento fundamental na cura de pacientes deprimidos. Esse trabalho cognitivo, aliado a estratégias de "ativação comportamental", ainda é o tratamento psicológico preferido para a depressão.[2]

No final da década de 1980, estava ávido por aprofundar meu conhecimento da TCC, de modo que passei vários meses com colegas na Unidade de Terapia de Comportamento Cognitivo do Clarke Institute em Toronto. Os diretores da Unidade, os psicólogos Jeremy Safran e Zindel Segal, estavam prestes a publicar um livro intitulado *Interpersonal Processes in Cognitive Therapy*, no qual a ideia da descentralização era destacada com proeminência. Para os autores, a descentralização "é um processo por meio do qual a pessoa é capaz de dar um passo além da sua experiência imediata, modificando com isso a própria natureza dessa experiência. Esse processo leva em consideração a introdução de um intervalo entre o acontecimento e a reação da pessoa a esse acontecimento... A meditação é usada especificamente com a finalidade de ajudar o aluno a obter uma compreensão, por meio da experiência, do papel que sua mente pode desempenhar na construção da realidade".[3]

Portanto, o vínculo entre a descentralização e a meditação já tinha aparecido nesse trabalho, bem antes da publicação de *Mindfulness-Based Cognitive Therapy*, de autoria de Zindel Segal, John Teasdalee e Mark Williams, e de *Psychoanalysis and Buddhism*, de autoria de Jeremy Safran, em 2003.[4]

De volta a Genebra, trabalhei com meus colegas na Unidade de Terapia Cognitiva para Idosos a fim de criar um programa de terapia em grupo baseado na Terapia Cognitiva com Estratégia Descentralizadora (CTDS, do inglês Cognitive Therapy with Decentering Strategy). O programa, que consistia de dezesseis sessões, tinha a intenção de promover a descentralização como estratégia terapêutica para tratar a depressão em idosos. A premissa básica era que a pessoa depressiva, que tem uma visão egocêntrica e negativa do mundo (um tanto desorganizada e sem muitas nuances, como Piaget a descreveria), poderia recorrer à capacidade de descentralizar, desenvolvida ao longo da vida inteira, a fim de sair da depressão. Em outras palavras: essa pessoa apelaria para a capacidade de imaginar como é estar no lugar de outra pessoa, de conviver com pontos de vista diferentes, de se distanciar dos próprios pensamentos, a fim de reduzir o impacto da depressão.

O primeiro componente da CTDS é o método clássico da TCC, de usar a auto-observação e a investigação dos próprios pensamentos e emoções, bem como a ativação comportamental com foco em uma meta pessoal. O segundo componente incentiva a descentralização como maneira de o paciente depressivo se distanciar de pensamentos e convicções perniciosos. Para isso, precisávamos de outras estratégias que fossem mais experienciais e desafiadoras, por assim dizer. Eis três estratégias que idealizamos.

A primeira é uma abordagem da TCC clássica que chamamos de "colocar-se no lugar de outra pessoa", realizada como se fosse a interpretação de um papel. A segunda foi inspirada em uma experiência concebida por Jean Piaget e Bärbel Inhelder, chamada "rotação de cenários", que visa a desenvolver a capacidade da pessoa de examinar uma situação a partir de diferentes pontos de vista. Usamos o exemplo de uma pedra, que convidamos as pessoas a examinar de diferentes ângulos.[5] O terceiro método nos foi sugerido por Zindel Segal, e nós o chamamos de "efeito morango". Jon Kabat-Zinn, inspirando-se nos ensinamentos budistas, chama-o de "exercício da uva-passa": ele é o primeiro exercício de meditação no seu programa de Redução do Estresse Baseada na Atenção Plena.[6] Em nosso manual da CTDS, nós o descrevemos da seguinte maneira: "Quando fazemos uma coisa, nós a fazemos por completo, observando as diferentes experiências e sensações envolvidas. Em outras palavras, quando dedicamos a alguma coisa nossa total atenção, podemos interromper o fluxo do pensamento discursivo e da ruminação".[7] No seu manual da Terapia Cognitiva Baseada na Atenção Plena, Segal, Williams e Teasdale ressaltam que o exercício da uva-passa disponibiliza novas possibilidades para que experimentemos algo de maneira bem diferente daquela à qual estamos acostumados.[8] Para concluir, o exercício ilustra a definição de atenção plena de Jon Kabat-Zinn: "A percepção consciente que surge quando prestamos atenção deliberadamente, sem fazer julgamentos e no momento presente".

Para constar, a CTDS não teve prosseguimento, porque a Unidade de Terapia Cognitiva para Idosos foi fechada em 2000, e eu voltei para os Hôpitaux Universitaires de Genève para trabalhar no recém-criado programa para o tratamento da depressão.

Em agosto de 2002, junto com cerca de outros trinta clínicos, participei do primeiro retiro organizado pelos criadores da Terapia Cognitiva Baseada na Atenção Plena e por Jon Kabat-Zinn. O retiro não foi apenas crucial para meu entendimento dos princípios implícitos no treinamento da atenção plena: também foi, sobretudo, um poderoso lembrete do quanto é importante que o instrutor tenha a própria prática pessoal de meditação. Posteriormente, associei-me a colegas em Genebra que eram especialistas no gerenciamento psicológico de transtornos de humor, e conduzimos o programa mais duas vezes, ao mesmo tempo que mantínhamos nossa prática regular de meditação pessoal.

Convencido dos benefícios de oferecer as práticas de atenção plena aos pacientes como um conjunto de recursos para regular as emoções, desenvolvemos a MBCT para ser usada em nossa prática clínica, tanto nas aulas quanto na pesquisa.[9] Como ressaltam Pierre Philippot e Zindel Segal, as pesquisas demonstraram que a prática da atenção plena incentiva uma atitude não crítica e não reativa com relação aos pensamentos deprimentes.[10] Lançando mão dela, o paciente consegue evitar o reforço de tais pensamentos, impedindo, assim, que seja arrastado na espiral descendente da depressão. A pessoa se desconecta das ruminações sobre todos os porquês, causas e consequências. *Por quê? Por que eu? O que vai acontecer agora?* A atenção plena traz a atenção não crítica e não reativa para o momento presente, evitando-se, dessa maneira, a recaída na depressão.

A prática da meditação é uma das maneiras de promover a descentralização, já que ela nos conduz de volta ao momento presente ("recentralizando-nos") e estimula uma curiosidade benéfica, bem como o abandono de pensamentos e emoções. Trata-se de uma maneira de mudar o modo como nos relacionamos com os pensamentos e as emoções; de uma nova atitude ao acolher positivamente o tipo de dificuldade que colocaria alguém que tivesse sofrido de depressão no passado em risco de uma recaída.

A atenção plena incentiva uma relação descentralizada com o conteúdo mental, fornecendo às pessoas uma perspectiva mais ampla a partir da qual possam observar seu modo de pensar enquanto os pensamentos se desdobram. Mas como, efetivamente, funciona um grupo de Terapia Cognitiva Baseada na Atenção Plena?

Quando um paciente é encaminhado para nós (em geral, trata-se de uma pessoa que está atualmente em remissão, mas que tem histórico de episódios depressivos, tendo sido encaminhada por seu médico ou psicólogo), conversamos com ele uma vez, antes que as atividades do grupo tenham início. Fazemos uma investigação do passado dessa pessoa, para verificar a adequabilidade: histórico da depressão, nível de motivação, disponibilidade para o acompanhamento e quaisquer contraindicações, como abuso de substâncias ou trauma. Normalmente, o tamanho do grupo fica entre oito e doze membros; as sessões são em número de oito, e há vários acompanhamentos ao longo do ano após o final do programa. É oferecida a todos os participantes a oportunidade de praticar em conjunto duas vezes por semana na hora do almoço, e uma noite por mês.

Enquanto apresento uma breve visão geral do programa de oito sessões, vale a pena ter em mente que a MBCT tem sido o tema de vários estudos controlados que demonstraram sua eficácia. As mais recentes reproduções mostram que a MBCT retarda a recaída na depressão, e reduz à metade o risco de recaída de pacientes que estão em remissão e já passaram por vários episódios depressivos.

Desde o início da primeira sessão, os participantes são convidados a descobrir um mundo baseado na experiência e na prática, usando o exercício da uva-passa anteriormente mencionado. O instrutor coloca uma uva-passa na palma da mão de cada paciente e o convida a examiná-la com cuidado, "como se você nunca a tivesse visto antes" — examinam-se a textura, a forma e outras características da uva-passa. O exercício avança com rapidez, sendo solicitado aos pacientes que se conscientizem de quaisquer pensamentos que passem pela sua mente e os afastem do objeto da atenção plena. Em seguida, pede-se que aproximem a uva-passa do ouvido, que a cheirem, que a levem à boca, que a coloquem dentro dela, que a mastiguem lentamente e que a engulam com a intenção deliberada de engoli-la. Essa experiência mostra que, quando começamos a prestar atenção às coisas com "atenção plena", nosso relacionamento com elas muda. Essa é uma mensagem poderosa, porque é fácil de entender e baseia-se na experiência pessoal. O participante desenvolve uma atitude de paciência e aceitação não crítica. Eis aí a mente do iniciante e a sensação de se deixar levar.

O questionamento do grupo depois que fazemos juntos esse exercício é crucial para revelar o grau em que o instrutor personifica o "estilo da atenção plena" de ser *questionador, afável* e *confrontador*. Questionador, porque incentiva a descoberta: possibilita que fiquemos surpresos com essa nova maneira de nos relacionar com as coisas que acontecem ao redor, ou dentro da mente. Afável, porque o instrutor lembra aos participantes a importância de tratarem a si mesmos com bondade — uma abordagem radicalmente diferente das expectativas implacáveis e excessivamente ambiciosas que impomos a nós mesmos. Confrontador, porque o instrutor incentivará aos poucos os participantes a acolher as dificuldades de forma positiva, a observá-las e a não temê-las. O papel desempenhado pelo instrutor, portanto, é fundamental para o sucesso do programa; no entanto, ao mesmo tempo, é importante seguir o manual da MBCT do modo mais rigoroso possível. É recomendado vigorosamente ao instrutor que faça a releitura sistemática do manual no decorrer do programa, bem como que se dedique a um período de preparação antes de cada aula. Em nossa opinião, isso é indispensável para a criação de uma atmosfera imediatamente propícia à atenção plena.

Nas quatro primeiras sessões do programa, os participantes são apresentados a uma série de práticas de atenção plena, como a meditação deitada (também conhecida como escaneamento do corpo), a meditação sentada, a meditação andando e os exercícios de alongamento (yoga). Ao mesmo tempo, os participantes são incentivados a incorporar a atenção plena às suas atividades do dia a dia, bem como a desenvolver o próprio "programa de meditação" pessoal — seja sentados, deitados ou se deslocando, com ou sem a ajuda de um CD com a voz do instrutor. Uma minimeditação, conhecida como Espaço de Respiração de Três Minutos, é ensinada para ajudar a levar a prática da meditação formal à vida cotidiana. Além disso, a MBCT incorpora certos exercícios inspirados pela terapia cognitiva, como observar os próprios pensamentos e sentimentos em determinada situação, prestar atenção às circunstâncias agradáveis ou desagradáveis, e ler informações de nível educacional sobre os sintomas do distúrbio da pessoa. Assim como na TCC, existem vários exercícios específicos que foram desenvolvidos para ser feitos em casa.

Essas primeiras sessões incentivam o participante a descobrir como é proveitoso se tornar mais consciente do próprio corpo, e como a respiração pode ser usada para nos ajudar a administrar nossas emoções. Esse foco no corpo é acentuado por meio da variação das práticas: o escaneamento do corpo põe em evidência o vínculo entre o tédio — nervosismo — e o surgimento de pensamentos negativos. Uma longa sessão de meditação sentada traz à tona a relação entre tensão física, dor e capacidade de recentralização. Os exercícios de alongamento confrontam os pacientes com seus limites, incentivando o respeito pelo próprio corpo. E, por fim, a meditação andando revela a maravilhosa riqueza da atenção plena, uma faculdade que todos possuímos, mas da qual não estamos realmente conscientes, sendo inspirados a desenvolvê-la ainda mais. Todas essas descobertas, que são resultado da experiência direta, são discutidas, trazidas para a consciência e integradas a um novo tipo de conhecimento: o de que o corpo pode ser um lugar com base no qual podemos observar o sofrimento mental, livrar-nos de julgamentos e ruminações, e um espaço a partir do qual podemos responder, em vez de reagir.

Na quarta sessão, está na hora de os pacientes enfrentarem os aspectos específicos de seu território pessoal de depressão. Esse é o momento fundamental do programa. O participante torna-se consciente de que, mesmo que a depressão não esteja por perto no momento, o perigo espreita na forma de antigos hábitos, que nunca ficam muito distantes. O instrutor pode sentir a mudança. A atmosfera, que até o momento estava calma — até mesmo despreocupada —, torna-se mais sombria. Os participantes se conscientizam de que estão seguindo o programa porque têm um risco elevado de recaída, em particular os que já sofreram vários episódios depressivos antes. É o momento de o instrutor lançar mão da bondade, incentivando o paciente a acolher positivamente assuntos difíceis e a encontrar novos itinerários para sair do mesmo velho território. Segal e seus colaboradores explicam o seguinte: "O objetivo da quarta sessão é investigar como 'permanecer presente' em face da tendência de perseguir o agradável e evitar o desagradável".[11]

Incentivamos os participantes a se dedicar à prática da equanimidade, para que nem se apeguem à felicidade, nem tentem evitar as dificuldades. Com mais exatidão: elas devem ser acolhidas positivamente, ser observadas, e os efeitos devem ser vivenciados no corpo. Essa ideia é ilustrada de maneira belíssima no poema "A Casa de Hóspedes", do poeta sufi persa Rumi, o qual lemos na quinta sessão.[12] Há um longo período de meditação, durante o qual as dificuldades enfrentadas por cada participante são formuladas e, em seguida, compartilhadas. Essa é uma maneira de verificar se a mensagem foi ou não recebida. A prática da atenção plena não leva o praticante a embelezar os fatos. Em vez disso, seu propósito é desenvolver nele maior tolerância pelas questões desagradáveis ao se tornar um observador que questiona: *Que impacto essas dificuldades têm causado em mim?* Essa é uma nova maneira de não interferir na experiência: apenas contemplá-la com curiosidade e depois deixar que vá embora com um sentimento de autocompaixão.

A quarta e a quinta sessões representam uma transição para o aprendizado de estratégias específicas a serem usadas nas três últimas sessões. Durante os momentos de confrontação, é proveitoso recordar as seguintes palavras do manual: "Aprender que podemos efetivamente parar de nos debater e permanecer presentes nos dá a oportunidade de enxergar e nos relacionar com as situações de nossa vida com mais clareza e objetividade".[13] O instrutor dedicará mais tempo às fases de compartilhamento da quinta e da sexta sessões, para se certificar de que a mensagem foi entendida.

As sessões restantes, em particular a sexta e a sétima, são dedicadas principalmente a várias das terapias cognitivas comportamentais. A sexta sessão se concentra no trabalho de nos distanciarmos de nossos pensamentos ("pensamentos não são fatos"). Há duas abordagens: podemos trabalhar com pensamentos segundo a abordagem da TCC — anotando-os, modificando seu conteúdo, colocando-os em um contexto mais amplo e assim por diante — ou, então, com a ajuda da recém-descoberta estratégia da atenção plena: olhando-os, concedendo-lhes algum espaço e permitindo que partam como nuvens no céu ou palavras em uma tela de cinema. Na abordagem da TCC, os pensamentos são reestruturados; na segunda, deixamos de nos identificar com eles. Esse é um bom exemplo de como a TCC vem se desenvolvendo nos últimos tempos.

A sétima sessão se chama "Qual é a melhor maneira de cuidar de mim mesmo?". Investigamos o vínculo entre humor e atividade, identificando atividades que melhoram o humor e aquelas que o deprimem. A ideia não é tanto aumentar o número de atividades que nos energizam, e sim nos tornar conscientes delas, a fim de poder antever momentos de debilitação de humor. As instruções nesse ponto tornam-se mais específicas: primeiro, fazemos uma pausa; depois, decidimos como agir: vamos permanecer com os pensamentos ou "faremos algo a respeito"? Como não se trata de um processo fácil, é aconselhável adotar uma abordagem gentil.

Na oitava sessão, os participantes são convidados a desenvolver um "plano de ação preventiva contra a recaída". Essa é uma ocasião para fazer um retrospecto, avaliando o próprio empenho e o do instrutor, e mantendo a confiança em que esse novo caminho da atenção plena evitará recaídas posteriores. Certa vez, um dos participantes disse o seguinte: "O programa de Terapia Cognitiva Baseada na Atenção Plena me possibilitou viver com mais serenidade e contribuir para o meu próprio bem-estar. É importante estar realmente vigilante todos os dias, para não perder um único momento de meditação". A última sessão também é a ocasião em que surgem os receios de que ocorra outra recaída. Sendo assim , oferecemos mais quatro sessões ao longo do ano seguinte para continuar a trabalhar juntos, além de monitorar como vai indo a remissão de cada participante.

As declarações feitas pelos poucos pacientes que tiveram uma recaída na depressão mostram que a MBCT, mesmo assim, modificou alguma coisa. Um deles disse o seguinte: "Minha recaída não é mais a mesma. Tenho convicção de que sou capaz de sair dela novamente, e me dedico ao meu plano de ação". Um outro comentou: "A MBCT mudou a maneira como me relaciono com meus pensamentos e ações, tendo fortalecido minha esperança de que dias melhores virão".

Essas declarações estão de acordo com as constatações de inúmeras pesquisas publicadas principalmente nos últimos cinco anos, que estudaram os mecanismos que descrevem o progresso de pacientes que seguem a MBCT. Elas citam a regulação da atenção, a reatividade cognitiva e a percepção consciente metacognitiva, entre outras conquistas feitas pelos pacientes.[14] Outros autores se perguntaram se há uma conexão entre o número de horas dedicadas à prática da meditação, tanto por parte do paciente quanto do instrutor, e o êxito do resultado. Os resultados são inconclusivos: um estudo publicado em 2009 por Emily Lykins e Ruth Baer sugere que manter a prática de meditação formal é importante para a prevenção de uma recaída,[15] ao passo que, para James Carmody, em um artigo publicado nesse mesmo ano, melhorar a capacidade de redirecionar a atenção, por exemplo, para a respiração é mais importante no aprendizado da atenção plena do que a quantidade de prática de meditação realizada.[16]

Quanto a nós, fomos capazes de apurar que 40 por cento dos participantes dos nossos grupos de MBCT continuam se dedicando à prática da meditação, mesmo um ano depois do término do programa. A maioria deles relata que a maneira de se relacionar com os próprios pensamentos mudou; que os pensamentos agora são encarados como eventos mentais, e não fatos. Quando a depressão reaparece, eles constatam que o elemento metacognitivo é crucial na aceleração de sua recuperação. Isso nos incentiva a continuar a oferecer a MBCT e a refinar nosso entendimento do que funciona para a maioria dos pacientes.

No futuro, deveremos ser capazes de adaptar a MBCT para pacientes que sofrem de depressão crônica e para os que sofrem de transtorno bipolar. Pesquisas adicionais também possibilitarão que identifiquemos as características dos pacientes que não respondem à MBCT ou que têm recaída após participarem do programa. Outros estudos precisam ainda ser realizados para que avaliemos melhor o impacto da prática de meditação pessoal do instrutor no sucesso geral dos grupos da MBCT.

Sinto que esse relato de minha jornada como psicólogo piagetiano, com formação em terapia cognitiva comportamental e práticas de atenção plena, é hoje coerente e descentralizado. Parece-me que consegui aplicar o princípio da progressão em direção ao equilíbrio descrito por Piaget, combinando-o com o conhecimento científico e indo além de certas posturas filosóficas, que são às vezes remotas, ou até mesmo contraditórias. Isso se deu graças à famosa habilidade de Piaget em conciliar diferentes pontos de vista na psicoterapia, algo que ele sempre praticava. Foi essa visão de ser descentralizado que me possibilitou unir com facilidade métodos convencionais da TCC e tratamentos baseados na atenção plena, na reestruturação cognitiva e na desidentificação com os próprios pensamentos. Essa prática de "equilíbrio progressivo" encerra apenas uma exigência: que seja feita com bondade.[17]

10

A atenção plena em um ambiente de cuidados paliativos

Ursula Bates

Há lugar para a meditação nos cuidados de pacientes em fase terminal de uma doença? A psicóloga clínica Ursula Bates relata suas experiências na direção de um programa de atenção plena em uma clínica para doentes terminais na Irlanda. Ela descreve as adaptações feitas para acomodar pacientes fracos e os exercícios básicos, como a "prática do grounding", que eles podem usar para respaldar a si mesmos. O depoimento dos pacientes oferece um comovente relato dos desafios que eles enfrentam, da força que extraem do fato de fazer parte de um grupo e das diversas maneiras pelas quais a atenção plena os auxilia à medida que se aproximam do fim da vida.

Valores essenciais respaldam qualquer trabalho na área dos cuidados a pacientes terminais, e a atenção plena defende que cada pessoa possui recursos interiores que podem ser despertados para ajudá-la a enfrentar e reduzir o sofrimento. A qualidade de vida é uma meta vantajosa quando o tratamento efetivo e a cura deixam de ser opções, e isso inclui as esferas física, emocional, espiritual e existencial, tanto para o paciente e os cuidadores quanto para os membros da família. Uma morte satisfatória na medicina paliativa é uma morte o menos dolorosa possível, no lugar de escolha da pessoa, na companhia de seus entes queridos. No entanto, e sobretudo, a filosofia predominante de Dame Cicely Saunders, fundadora do movimento moderno dos cuidados com doentes terminais, é altamente valorizada por todos os que trabalham nessa área: "Você é importante porque você é você, e você é importante até o fim da sua vida. Faremos tudo o que pudermos, não apenas para ajudá-lo a morrer em paz, mas também para ajudá-lo a viver até morrer".

Fundamentos

O Blackrock Hospice atende em uma área que pode abrigar 250 mil pessoas ao sul de Dublin, na Irlanda, oferecendo assistência domiciliar, cuidados diurnos para os doentes terminais e serviços de internação. É um serviço financiado com dinheiro público, igualmente acessível a pessoas de todos os grupos culturais e religiosos. As atividades de cuidados diurnos funcionam três dias por semana, das dez horas da manhã às três horas da tarde. Os pacientes recebem cuidados de enfermagem, fisioterapia, hidroterapia e terapia complementar, e eles e a família têm a opção de recorrer aos serviços de assistência social e psicológica.

Nossos pacientes têm uma grande variedade de doenças terminais metastáticas, malignas e não malignas. Todos foram encaminhados por um clínico geral ou consultor médico, sendo informados de sua transição dos cuidados de cura para os cuidados de apoio. O nível de discernimento deles varia, e é comum que a capacidade dos pacientes de reconhecer seu limitante prognóstico oscile. Os pacientes têm um amplo leque de incapacidades físicas e vulnerabilidades: enfrentam os efeitos colaterais de quimioterapia, cirurgias, tecidos em cicatrização e uma amplitude limitada de mobilidade dos membros, correndo também o risco de sofrer compressão da medula espinhal e quedas.

Depois de uma avaliação, a maioria dos pacientes tem a oportunidade de frequentar aulas de Controle do Estresse Baseado na Atenção Plena, uma versão adaptada do programa de Redução do Estresse Baseada na Atenção Plena, de Jon Kabat-Zinn. Eles são incentivados a comparecer a uma sessão de "degustação", podendo desistir depois se não se sentirem à vontade na turma, porque sua capacidade de se conduzir em grupo é a consideração mais importante. Esse sistema inclusivo levou a uma boa frequência contínua de pacientes do sexo masculino, que em geral demoram para usufruir dos serviços de terapia. Um pequeno número de pessoas foi excluído das aulas que começaram em 2006, principalmente devido a agitação grave, perda de audição de moderada a grave ou dificuldades psiquiátricas graves e contínuas. Os pacientes que sofrem de estresse pós-traumático de moderado a grave, depressão clínica, síndrome do pânico e problemas orgânicos são avaliados, tratados individualmente e, depois, se apropriado, encaminhados ao grupo de atenção plena.

Cada um dos pacientes paliativos reage de maneira diferente a essa transição decisiva na vida, como o demonstram os dois exemplos que se seguem. No primeiro caso, Andrew deixou o grupo, apesar de ter todas as habilidades necessárias para participar dele, ao passo que, para John, embora tivesse habilidades limitadas, a atenção plena se tornou parte importante de sua jornada.

Andrew, de 51 anos, era um paciente recém-diagnosticado com esclerose múltipla que ingressou no grupo de atenção plena e o achou emocionalmente opressivo. Lamentou-se depois, pois não tinha falado abertamente a respeito de sua deterioração, e descobriu que, quando fazia os exercícios respiratórios, era consumido pela própria dor que não havia expressado. Foi encaminhado para aconselhamento individual com o entendimento de que poderia voltar a ingressar no grupo uma vez que se sentisse capaz de se envolver com o trabalho.

John, de 43 anos, tinha mieloma múltiplo. Era solteiro, morava sozinho e tinha contatos sociais limitados; era muito reservado e a princípio recusou todo tipo de ajuda. Tendo sido encaminhado pelo chefe de enfermagem para uma avaliação individual, revelou uma história vitalícia de ansiedade e retraimento sociais. Vinha tendo dificuldade com seu diagnóstico, além de possuir capacidade bastante limitada de explorar sua vida emocional. Foi encorajado a tentar a atenção plena durante algumas sessões, e um orientador psicológico individual lhe foi designado para um trabalho de apoio. Ele fez uso do serviço de cuidados diurnos durante mais de um ano e foi sempre um membro quieto, porém atento, no grupo. Internou-se na clínica nas últimas semanas de vida e usou o escaneamento do corpo e as técnicas de respiração consciente até o fim da vida.

Início

O grupo de atenção plena se reúne todas as manhãs e está aberto para todos os pacientes. As sessões em grupo têm 45 minutos de duração, de modo que, ao longo de um período de doze semanas, um paciente receberá nove horas de atenção plena, o que equivale a cerca de um terço do ensinamento de um curso-padrão de MBSR de oito semanas. Os grupos são abertos, e os pacientes comparecem uma vez por semana durante doze semanas, com a opção de continuar por mais doze se sentirem que isso lhes será benéfico. A maioria opta por permanecer durante 24 semanas, de modo que recebem um total de cerca de dezoito horas de trabalho em grupo. Tendo em vista essas restrições, o objetivo geral é apresentar a atenção plena aos pacientes, estabelecer uma breve prática de respiração, apoiar a capacidade deles de meditar durante quinze minutos, reconectá-los ao próprio corpo e desenvolver uma orientação para a aceitação do "aqui e agora". Todos os grupos têm aulas com um professor de atenção plena experiente e são tratados pelos psicólogos internos da clínica.

Os grupos se reúnem em uma sala bem iluminada que dá para o jardim, e os pacientes ficam sentados em cadeiras com apoio. Somente um alongamento muito suave da parte superior do corpo pode ser incluído nas aulas de atenção plena, devido às limitações físicas dos pacientes. As interrupções, embora reduzidas ao mínimo, têm que ser toleradas, já que os pacientes ocasionalmente precisam deixar o grupo para comparecer a consultas individuais. É melhor incluir essa movimentação e ruído pertinentes a uma unidade movimentada nos exercícios desde o início, para que eles não se tornem mais tarde uma fonte de irritação.

Antes do início da aula, o chefe de enfermagem colocará o professor de atenção plena em dia com a frequência, as ausências e as dificuldades físicas dos pacientes que vão frequentar a aula naquele dia. Se um paciente tiver falecido após a aula da semana anterior, será incluída uma sessão de reflexão na qual poderemos acender uma vela, dedicar o exercício de respiração ao bem dessa pessoa e passar algum tempo recordando os momentos que ela passou com o grupo. Na ocasião em que escrevo estas linhas, o grupo das quartas-feiras tem quatro membros robustos que já compareceram a seis aulas. Estão muito motivados para se envolver e conseguem fazer um exercício de respiração guiada com quinze minutos de duração. Dois outros acabam de ingressar nas aulas, e um deles é quieto e desanimado.

O poder da intenção

Muitos dos pacientes que procuram nosso serviço de cuidados diurnos não estão especificamente pensando em participar de um programa de atenção plena.

Portanto, quando pedimos às pessoas que estejam presentes e conscientes ao ambiente de uma clínica para doentes terminais, com frequência pedimos a elas que efetuem uma reorientação radical de seu estado mental. No meu ensinamento, considero essa situação como a abordagem de um potencial emergente que as próprias pessoas podem não perceber conscientemente, mas que mesmo assim se faz presente.

Sentada na sala usada para o atendimento diurno, vejo à minha volta pessoas com intenções ambivalentes ou confusas, que têm potencial para avançar rumo à atenção plena, mas que ainda não percebem conscientemente o que desejam ou o que poderá se desenvolver nelas. Começo, portanto, pedindo que pensem na possibilidade de escolher estar ali, naquele lugar, naquele momento, juntas. Isso traz à tona raiva e amargura, bem como aceitação e resignação. Perguntas como *Por que eu?* são ventiladas e discutidas por membros do grupo. Surgem histórias de pessoas enviadas à clínica por profissionais da área de saúde; da sensação de abandono causada por profissionais e membros da família; e do triste sentimento de ser um fardo. Todas as histórias são identificadas, compartilhadas e aceitas. Jon Kabat-Zinn nos diz que a atitude com a qual empreendemos a prática da atenção plena pode ser comparada ao solo. O solo bom é macio, receptivo, úmido e quente, repleto de uma variedade de substâncias e organismos deteriorados. Nos nossos grupos, essa imagem se aprofunda e volta repetidamente à medida que os pacientes começam a encontrar um lugar para "emoções negativas e perturbadoras", que se tornam esterco e fertilizante para esse solo.

Ao escolher estar presentes, uma certa sensação de liberdade retorna para muitos cuja vida recente era uma experiência de privação de poder. À medida que cada semana passa, a escolha se torna mais intencional, quando as pessoas tomam a decisão consciente de aparecer para o trabalho e se revelar a si mesmas, não importando como estejam no momento. A coragem se aprofunda a cada escolha.

Grounding

Para aprender a estar presentes, os pacientes de cuidados paliativos precisam se envolver com seu corpo e se voltar para uma experiência da qual se dissociaram a fim de lidar com os exames médicos e o tratamento. O *grounding* é uma maneira sensorial, passo a passo, de voltar a se envolver, oferecendo à mente uma âncora concreta capaz de apoiá-la no retorno ao contato com o corpo. Os pacientes com sintomas de estresse pós-traumático se beneficiam do *grounding* básico para recuperar a sensação de controle. O *grounding* também pode ser facilmente aplicado a situações do dia a dia que são estressantes para os pacientes, como ir da posição sentada para a posição em pé, o medo de cair ou episódios de ansiedade. Eles descrevem várias vezes uma lacuna mente-corpo; embora a experiência da sua mente e espírito seja de ter cerca de 35 anos de idade, estão constantemente se ajustando a viver com um corpo debilitado. Anteveem a própria movimentação como se fossem mais jovens e não raro perdem o equilíbrio quando tentam fazer isso.

Os pacientes têm muitas dificuldades em comum, como a perda da memória de curto prazo e problemas para lidar com atividades do dia a dia, e usar a atenção plena para manter o foco total no momento pode ajudá-los a descobrir formas de enfrentar essas dificuldades. Por meio de uma atenção compassiva às necessidades do nosso corpo, uma sabedoria interior começa a emergir. Carmel, por exemplo, estava angustiada pelo fato de ter perdido várias vezes as chaves; ela usou o exercício do *grounding* para estabilizar a mente e respaldar a memória. "Segurei as chaves da porta na mão e senti a frieza do metal", disse ela. "Em seguida, olhei para a tigela na minha frente, coloquei delicadamente as chaves dentro dela e me concentrei nelas dentro da tigela. Respirei devagar algumas vezes. Na manhã seguinte, quando acordei, pude visualizá-las na tigela."

Eis uma prática básica de *grounding*:

- Acomode-se na sua cadeira.
- Feche os olhos se se sentir à vontade fazendo isso.
- Conscientize-se de onde estão seus pés...
- Do ponto de contato entre os pés e o chão...
- Ou dos seus calcanhares apoiados na cadeira.
- Desloque a atenção mais para cima do corpo, conscientizando-se da delicada pressão da cadeira contra a parte de trás de suas pernas.
- Conduza a atenção para essa sensação. Repare na temperatura das suas pernas, na textura da saia ou da calça contra as pernas.

- Direcione a atenção para as suas costas, sentindo a pressão da cadeira contra as costas, a sensação de calor ou frio, e a sensação do tecido, áspero ou liso.
- Repare no que suas mãos estão tocando. Sinta a textura e a temperatura contra as mãos.
- Demore alguns instantes sintonizando-se com seu corpo. Você observa alguma tensão nas pernas ou nas costas? Se precisar mover alguma parte do corpo, faça o que precisar fazer, de maneira lenta e atenta. Assuma gradualmente uma postura ereta e digna.

Práticas voltadas para a atenção

É preciso esforço para trabalhar com a energia de sua mente e corpo, e a atenção plena requer não apenas uma concordância passiva, mas também um envolvimento ativo, uma atenção consciente. Quase todos os pacientes tomam medicamentos para controle da dor, o que embota a agudeza dos sentidos e induz períodos de sonolência. Com frequência, peço a praticantes de meditação que estiveram doentes que falem a respeito de sua experiência com a prática da meditação formal durante a doença. A maioria se lembra de não ter conseguido se dedicar à prática formal e precisado recorrer a práticas mais breves e a apoio externo, como imagens de um mestre, gravações em áudio, ou apenas deixando-se levar pela sensação de confiança no que outras pessoas faziam em benefício deles.

No caso dos pacientes que recebem cuidados paliativos, portanto, é essencial ter uma gama de objetos nos quais possam concentrar a atenção, e também estabelecer metas muito pequenas. No livro *The Tibetan Book of Living and Dying*, Sogyal Rinpoche cita três técnicas básicas de meditação que podem ser usadas como prática simples: focalizar um objeto, recitar um mantra e observar a respiração.[1]

Entre os exercícios de percepção consciente que ensinamos nas aulas de atenção plena está focalizar um objeto na sala, como um quadro ou uma planta, ou um objeto no jardim. Os pacientes também podem se concentrar em um "objeto na mente", como um lugar seguro, ou um amigo ou parente carinhoso. Há ainda um exercício de degustar com atenção, que envolve mastigar uma uva-passa, bem como o escaneamento gradual do corpo, o alongamento suave da parte superior do corpo e a respiração consciente.

Todos os pacientes precisam ser capazes de sustentar a respiração consciente pelo menos durante um breve período antes de avançar para os quatro últimos segmentos do curso de MBSR de oito semanas. Por esse motivo, quando um novo membro ingressa em um grupo já estabilizado, temos que voltar aos exercícios introdutórios. Descrevemos isso como retornar à prática básica, e incentivamos todos eles a trabalhar no próprio ritmo, com o próprio mundo interior. Nossa experiência é que, com um grupo firme e estabelecido, o novo membro se integra e se sente apoiado pela profundidade de concentração dos demais. Em um grupo mais fraco, o professor precisa adotar uma abordagem mais ativa e estruturada. Embora essa constante mudança não seja ideal para o aprendizado, ela reflete o desafio da atenção plena — usar o que estiver disponível aqui e agora, mesmo quando isso está longe da perfeição. Essa situação remove outra camada de padrões que estabelecemos para nós mesmos, de como, onde, quando e com quem podemos praticar. É importante para o professor manter um registro das sessões, para que haja um ensinamento sistemático de atitudes básicas enquanto as sessões recuam e avançam ao longo do curso de oito semanas.

Na condição de professora, preciso ficar atenta ao fato de que membros do grupo às vezes adormecem e incluir isso na prática. No grupo, referimo-nos a esse fato como "ir e voltar", e incentivamos um sentimento de fluidez diante da experiência. Incentivamos vigorosamente as pessoas a observar: *Agora estou pegando no sono, e agora estou voltando*, e a focalizar a percepção consciente no movimento com suave curiosidade. À medida que a pessoa se aproxima da morte, a mente vivenciará diferentes estados — deslocamentos, sonhos, perda de clareza e um retraimento gradual do mundo dos fenômenos —, de modo que a experiência de trabalhar com o movimento desses estados é importante tanto para os pacientes quanto para o professor.

Pouco a pouco, surge uma confiança, que se intensifica, de que o grupo é um lugar onde podemos estar tanto conscientes quanto alheios, tendo capacidade de tolerar estados alterados e confiando, ao mesmo tempo, que o eu interior irá resistir.

Às vezes é necessário dar apoio a um paciente agitado, surdo ou cego na prática da respiração. Para fazer isso, peço ao grupo principal que estabeleça uma prática de respiração consciente e permaneça nela. Solicito então ao paciente agitado que mantenha os olhos abertos e olhe para mim, ou para um objeto. Sento-me calmamente e cadencio minha respiração com a do paciente, respirando no mesmo ritmo e no mesmo lugar (tórax, estômago ou região inferior do estômago). Enquanto continuo a cadenciar a respiração, eu digo: "Na próxima expiração, vou colocar minha mão sobre a sua". Depois: "Na próxima inspiração, vou apertar de leve sua mão". Prossigo com a meditação e aperto com suavidade a mão do paciente a cada inspiração. Enquanto vou fazendo isso, deixo, gradativamente, que minha respiração volte ao padrão normal, observando com delicadeza qualquer aprofundamento ou maior lentidão na respiração do paciente, e cadenciando o movimento da minha mão para refletir isso. Com frequência, o paciente começa, aos poucos, a se igualar ao padrão de respiração do grupo.[2]

Compartilhando dentro do grupo

As sessões de atenção plena baseiam-se no fato de que cada membro do grupo mantém um foco na experiência sensorial da prática. Outro elemento fundamental, contudo, é o compartilhamento, que desempenha papel crucial no desenvolvimento da cultura do grupo. O compartilhamento precisa ser incentivado, já que esse é, com frequência, o único espaço no qual os pacientes podem falar a respeito das dificuldades e embaraços cotidianos que fazem parte do processo de uma doença crônica.

Shemus, que havia ficado tão chocado com sua condição de paciente paliativo que passara cerca de seis meses na cama esperando, apavorado, a morte, não raro acolhia com otimismo os novos membros do grupo. Certa vez, ele disse o seguinte: "Achei que estava morrendo. Foi preciso passar um período de repouso na ala do hospital [para que as coisas mudassem]. Foi difícil me juntar aos outros. Festus [o fisioterapeuta] se sentava ao lado da minha cama todos os dias e aos poucos conseguiu me fazer andar. Depois, ao vir para o grupo, comecei a entender que estava sofrendo ataques de pânico. Eu ainda os tenho, mas consigo me equilibrar com a respiração e descrever para as pessoas à minha volta o que está acontecendo.

Este é um lugar onde você pode falar a respeito do que ocorre dentro de você, em vez de ficar na cama como eu fiquei".

Joe, de 76 anos, passava grande parte do tempo tenso e irritadiço no serviço de atendimento diurno. Ele acompanhou o grupo de atenção plena, e durante semanas costumava me dizer: "Ursula, você é uma boa moça, mas fala muita bobagem". No entanto, ele participava de todos os exercícios e, gradualmente, adquiriu uma confiança genuína nos outros membros do grupo. Na vida profissional, fora executivo em um banco, tendo administrado uma grande organização. Ele achava sua doença profundamente penosa porque ela o condenava a permanecer em casa, na companhia da esposa, que sofria de uma grave doença mental. Certo dia, ele chegou à clínica muito agitado e relatou: "Não sei o que estão fazendo comigo aqui! Ontem à noite, estava assistindo ao Angelus [um breve interlúdio católico que precede o noticiário noturno no principal canal nacional de televisão na Irlanda] e, quando apareceu a imagem de brotos de batata em crescimento, dei comigo, de repente, chorando na frente da televisão". Ele começou a chorar de novo naquele momento. O grupo, formado principalmente por homens, disse-lhe: "Agora você está se tornando um de nós, Joe. Está tendo sentimentos. Quais são exatamente esses sentimentos?". Joe respondeu: "Quando as batatas apareceram, eu me vi, de repente, novamente com 10 anos de idade, plantando batatas com meu pai na região oeste da Irlanda". Todos os anos de trabalho árduo e responsabilidade tinham desaparecido, e Joe havia se tornado novamente um menino, trabalhando na terra com o pai. Naquele dia, lemos no grupo o poema *Digging* ["Cavar"], de Seamus Heaney, e pouco a pouco sua angústia diminuiu, e as lágrimas foram secando.

A experiência de Joe me fez lembrar das palavras de Jon Kabat-Zinn a respeito da prática da atenção plena: *Você não precisa gostar dela; tem apenas que praticá-la.* A mudança tem início a partir da ação.

Poesia e histórias

Todos os pacientes que recebem cuidados paliativos têm se lançado à jornada de ter uma doença grave, tendo já passado por diversas situações médicas difíceis. Caroline Garland, especialista no estudo de traumas, descreve um acontecimento traumático como "aquele que, para um indivíduo particular, abre caminho através do processo de filtragem discriminatório ou se sobrepõe a ele, sobrepondo-se também a qualquer rejeição temporária ou reparo de dano. A mente é inundada por um tipo ou grau de estímulo muito maior do que ela pode entender ou administrar".[3]

Os pacientes têm experiências interiores subjetivas para as quais, com frequência, não possuem palavras. A poesia oferece imagens e uma linguagem que desperta a imaginação, a partir da qual um entendimento profundo pode começar a fluir. Encontrar uma imagem ou expressão de uma emoção que corresponda à experiência interior da pessoa, possibilitando que seja compartilhada no grupo, habilita a mente a digerir o conteúdo penoso e desativar seus limites. Intimamente, o paciente expande a capacidade de suportar estados difíceis. Em sua investigação da imaginação poética, Gaston Bachelard fala das reverberações de até mesmo uma única imagem poética: "Por causa da sua inovação, a imagem poética ativa todo o mecanismo linguístico. A imagem poética nos coloca na origem do ser falante".[4]

Durante uma de nossas sessões em grupo, uma paciente muda que sofria de câncer de boca gesticulou, agitada, quando lemos o seguinte trecho de Rainer Maria Rilke: "Então, você não precisa ficar assustado [...] se uma tristeza maior do que qualquer outra que já viu se erguer diante de você; se uma inquietação, como a luz e as sombras de uma nuvem, passar sobre suas mãos e sobre tudo o que você faz. Você precisa pensar que algo está acontecendo com você...".[5]

Apontando para si mesma, ela escreveu a palavra *tristeza* no caderno. Gesticulando com as mãos, mostrou-nos uma tristeza maior que ela mesma. Quando temos um grupo de pacientes particularmente idosos ou cognitivamente frágeis, constatamos que *Favourite Poems We Learned in School as Gaeilge*, de Thomas F. Walshe, pode ser um recurso proveitoso.[6] Esses poemas, que muitas crianças irlandesas decoraram, permanecem conosco até o fim. Em um dos grupos, Kitty, que sucumbia suavemente e não conseguia mais ler, ficou encantada ao recitar em voz alta *Árvores*, de autoria de Joyce Kilmer. Para seu grande prazer, todo o grupo a acompanhou.

Construção de uma comunidade

Irvin Yalom, em um artigo original no qual descreve um grupo de psicoterapia de quatro anos para doentes terminais que dirigiu, assinalou que a ameaça da morte é tal, que "a maioria dos pacientes de psicoterapia e a maioria dos terapeutas não contemplarão a morte por muito tempo antes de baixar as persianas da negação". Yalom relatou que as apreensões e perdas menores são abordadas com mais frequência, como a separação, a perda da sexualidade e a perda dos limites do ego. Em face dessa ansiedade, defesas como a negação, a depressão e a rejeição são ativadas. Já em 1976 — antes do desenvolvimento da atenção plena —, Yalom oferecia a esses pacientes a prática da meditação e administração da dor antes das sessões do grupo.

Como fatores de cura no processo terapêutico do grupo, Yalom cita o altruísmo, a catarse, a coesão do grupo, a universalidade e fatores existenciais. A atenção plena é um método claramente diferente da psicoterapia, embora esses fatores sejam relevantes para a promoção de grupos mais lentos e abertos, adequados ao ambiente de um serviço de atendimento diurno para pacientes que recebem cuidados paliativos. A ativação desses grupos requer dedicação de tempo ao compartilhamento e designação dos sentimentos negados, como o desespero e o medo.[7] Siegfried Heinrich Foulkes, fundador de um tipo de terapia grupal chamada análise de grupo, tem dois conceitos proveitosos que apoiam o trabalho em grupo nesse cenário. Um deles é que a mente do grupo é fundamentalmente mais robusta e saudável do que a mente individual. O segundo é que, quando a pessoa fala para um grupo, com frequência está falando no interesse de outros membros do grupo, o que possibilita ao líder, ou terapeuta, associar comentários de um dos membros do grupo às preocupações de outro.

Pat, de 79 anos, é quem cuida do marido, que sofre de demência, a maior parte do tempo. Ela foi mandada para um internato quando criança, e tinha uma postura particularmente amarga e negativa com relação a todos os tratamentos e ambientes médicos. A princípio, ela usou o grupo para se queixar sempre que possível do tratamento e criticar o trabalho. Recorrendo ao meu treinamento em análise de grupo, sugeri que talvez ela estivesse adotando uma posição de raiva no interesse de todo o grupo e de todas as mulheres que estavam doentes, e que deveria continuar a expressar sua raiva. O grupo, composto principalmente por mulheres, concordou com isso. Às vezes, eu me perguntava, em voz alta, se Pat não estaria trabalhando demais e talvez outra pessoa quisesse expressar a raiva dela. Aos poucos, ela passou a participar mais, e descobrimos que ela nutria um profundo amor pela poesia. Ela começou a recitar poemas no grupo, nós todos conhecemos a origem deles e passamos a lê-los juntos. Pat tornou-se um membro ativo, permanecendo no serviço diurno da clínica durante 24 semanas. Sua raiva diminuiu, e uma profunda solidão emergiu dela.

A catarse não é diretamente incentivada ou desincentivada na atenção plena. Quando surgem sentimentos vigorosos, apenas ofereço apoio às pessoas para que os vivenciem no momento e, à medida que a calma retorna, tento investigar onde os sentimentos são mantidos e dar nome a eles. "Então, havia um bolo no seu estômago, e a palavra que vem à mente é 'desespero'. Como seria estar presente para ele, reduzir a resistência a ele e lhe conceder um espaço?"

Bondade em relação a si mesmo e aos outros

Em sincronia com as observações de Yalom sobre seus grupos de psicoterapia de doentes terminais, os pacientes nesses grupos são, segundo minha experiência, excepcionalmente unidos e solidários uns com os outros. Fiquei impressionada com quanto são criativos e sensíveis em seu apoio. Sentindo o isolamento de Pat e a dificuldade dela em ser otimista, os membros do grupo começaram, de modo espontâneo, a lhe trazer pequenos presentes: cartões, imagens, poemas ou pequenos ramalhetes de flores do jardim, aos quais ela reagia com um prazer infantil. Depois da vigésima quarta semana, ela pediu permissão para permanecer no atendimento diurno da clínica.

A meditação da bondade amorosa é uma prática suave e proveitosa com a qual encerrar uma sessão de grupo, já que muitos pacientes precisam de apoio sistemático para tratar a si mesmos com compaixão. Depois da prática da bondade amorosa, encerramos a sessão dedicando o que acabamos de fazer em benefício de outras pessoas. Isso é francamente bem recebido pelos pacientes paliativos, que estão profundamente motivados a serem úteis ao outro e não raro se veem como um fardo, além de também aliviar a preocupação que eles têm com relação a deixar membros da família considerados vulneráveis. Helen, por exemplo, que participa do grupo das terças-feiras, tem um filho de 40 anos que sofre de esclerose múltipla e mora em uma clínica de repouso. Ele é muito dependente dela emocionalmente e chega a lhe telefonar três vezes por dia. Ela sente que é a única pessoa que o entende, e se preocupa com como ele irá enfrentar a situação depois que ela tiver morrido. Ela dedica sua prática a ele. (Em maio de 2012, enquanto revisava este capítulo, Helen morreu tranquilamente na ala dos pacientes internados. Seu filho havia falecido na véspera, na clínica de repouso.)

Frequentemente, os membros do grupo dedicam sua prática a outros pacientes da unidade de internados. Trata-se de um benefício muito terno quando, semanas depois, um dos membros do grupo vai para essa ala. Quando eu o visitar e me sentar ao lado dele, ele saberá que o grupo se reuniu na clínica diurna, para praticar em nome dele, de modo que o círculo se fecha.

A pesquisa

Entre 2008 e 2009, um psicólogo e pesquisador independente entrevistou pacientes que tinham completado doze semanas do programa de atenção plena no Blackrock Day Hospice, e usou perguntas livres e a análise temática para avaliar os dados da entrevista. Setenta e três pacientes com câncer avançado tinham completado um total combinado de 461 aulas, e 66 deles concordaram em ser entrevistados a respeito de sua experiência. Os seguintes temas foram relatados (os números indicam quantos dos 66 pacientes citaram cada tema):

Administração do humor	52
Normalização	52
Oferta de ajuda	49
Ausência de crítica	45
Aceitação	43
Redução do isolamento	41
Redução da ignorância	41
Abertura	37
Senso de humanidade compartilhado	31

Os trechos a seguir incluem relatos dos participantes, que contam de diferentes maneiras como o programa de atenção plena e o ambiente do grupo os beneficiaram.

Administração do humor

Cinquenta e dois participantes disseram que tinham usado ativamente os exercícios de respiração como recurso para lidar com seu problema. Enquanto antes haviam se sentido impotentes ou envergonhados em face da própria fragilidade, agora estavam conscientes, presentes e eram capazes de reagir às dificuldades cotidianas e aguentar a situação, tanto física quanto emocionalmente.

"Se eu me pego ficando deprimida, procuro fazer os exercícios de respiração, e noto que me sinto menos ansiosa e mais relaxada."

— Carmel, 44 anos

"Costumava me sentir ansioso o tempo todo. Classificaria minha ansiedade antes do curso no nível dez, mas agora eu a considero como nível três."

— Tony, 82 anos

Normalização, redução do isolamento e senso de humanidade compartilhado

Os três fatores da normalização, redução do isolamento e senso de humanidade compartilhado estiveram entrelaçados em todas as entrevistas. O alívio experimentado ao compartilhar coisas com outras pessoas que se encontravam em posição semelhante foi ressaltado por todos.

"Em cada assento eu podia ter uma visão de mim mesmo."

— Tony

"Compreender que outros também estavam doentes e que eu não precisava continuar a fingir que era corajoso legitimou meus sentimentos em relação a estar doente."

— Shemus, 69 anos

"Não me sinto tão isolado agora. Costumava passar semanas sem falar sobre o câncer. Não me importava com nada antes de ingressar no grupo. O grupo ajudou muito nesse ponto."

— Joe, 52 anos

Redução da ignorância

A princípio, os participantes do grupo de atenção plena ficaram surpresos com a ênfase em aprender novos modos de ser. Em um ponto onde a narrativa social parece discursar sobre a inutilidade, tendo eles próprios muito medo de que o sistema de saúde os abandone, apresentamos a esses pacientes um convite vigoroso e desafiador para se envolverem radicalmente com a própria experiência.

"Antes de eu começar no grupo, sentia um medo constante da minha doença e acreditava que ela tivesse a capacidade de me atacar a qualquer momento. Com frequência, ficava estressada por achar que poderia cair morta na rua, ou ficar louca e matar alguém. Aliando as informações úteis que recebi dos membros da equipe médica do hospital, que me explicaram exatamente como era minha doença, à respiração, consegui evitar essa sensação de medo."

— Carmel

Oferta e recebimento de ajuda

Os participantes falaram do prazer que sentiam ao poder ajudar outros membros do grupo, tanto por intermédio do compartilhamento quanto se apoiando mutuamente durante a prática. Eles também falaram a respeito das próprias experiências em receber ajuda e das dificuldades que enfrentavam para se tornar mais dependentes de outras pessoas e se tornar receptivos a permitir que os ajudassem.

"Gostei de ajudar os outros, de ainda ser útil."

— Pat, 79 anos

"Às vezes, um desconhecido pode abrir uma porta que um membro da família não consegue abrir, e nos corrigir, ou nos dar esperança."

— Tony

Aceitação

Muitos mencionaram a dificuldade em aceitar a situação na qual se encontravam. O vínculo entre a aceitação e a capacidade de se envolver com a vida cotidiana e administrá-la se tornara claro para muitos. Esse nível de aceitação beira o sentimento de autocontrole e autocriação.

"A prática me ajudou a diminuir minhas expectativas — expectativas físicas — e conhecer minhas limitações."

— Shemus

"A prática me ajudou a lidar comigo mesmo — a aceitar que o meu corpo está 'se deteriorando'. Essa aceitação esclarece por que estamos aqui. Quando reconhecemos esse fato, podemos aproveitar o que nos resta."

— John, 43 anos

Receptividade

A receptividade não raro começa de fora, por meio da comunicação com o grupo. Joe trabalhava como motorista de caminhão e veio para o grupo sob a condição de que não teria que compartilhar nada se não o desejasse. Ele permaneceu em silêncio durante mais ou menos quatro semanas, até que, por fim, começou a falar. Na entrevista, contou-nos o que o levara a agir assim. Mais tarde, essa receptividade se estendeu aos membros de sua família e, enfim, ao eu interior.

"Fiquei surpreso. Ver outras pessoas se abrirem tornou mais fácil para mim fazer o mesmo. Não é uma coisa que seja natural em mim. Normalmente, sou muito cauteloso com o que falo, mas percebi que essa atitude não encerrava nenhum valor e que, se ninguém falasse, ninguém seria beneficiado. Nas últimas semanas, tenho falado um pouco com minha esposa. Ela sempre quis falar a respeito, mas eu não queria, e o grupo me ajudou com isso. Agora, não consigo mais parar."

Avaliação da satisfação

Setenta e três por cento dos membros do grupo que foram entrevistados declararam estar satisfeitos, ou muito satisfeitos, com o programa que oferecemos. Os 21% que expressaram satisfação moderada sentiram dificuldade em aplicar o método à vida cotidiana. Relataram ser capazes de usá-lo no grupo, mas ter problemas para generalizar o aprendizado no mundo exterior. Três pessoas que não gostaram do método e tiveram dificuldade em se envolver com ele expressaram baixa satisfação.

"Eu não tinha consciência de que havia um grupo de apoio como este. Achava que teríamos que ser especiais para poder recorrer a ele. Tenho confiança na natureza humana, e é bom saber que as pessoas se importam."

— Kitty, 86 anos

Reflexões

Os cuidados paliativos são um campo especializado e complexo para a aplicação de intervenções psicológicas e de atenção plena. As expectativas de resultados precisam ser modificadas para refletir a capacidade física e mental em declínio dos pacientes. A Redução do Estresse Baseada na Atenção Plena e a Terapia Cognitiva Baseada na Atenção Plena são, na estrutura do curso de oito semanas, concebidas como um rigoroso ensinamento que requer prática formal e integração da atenção plena à vida cotidiana. Nos cuidados paliativos, os pacientes têm de aprender em face de uma grande mudança na vida, e têm energia limitada para a prática formal.

Nossa pesquisa, embora exploratória, leva a crer que a atenção plena é um método útil para a redução da angústia emocional, melhorando a capacidade de comunicação e de enfrentar situações, bem como reduzindo o isolamento dos pacientes que recebem cuidados paliativos. A avaliação de satisfação do grupo foi sistematicamente elevada, e os pacientes consideraram o programa acessível. Do ponto de vista econômico, o programa não reduz custos com a saúde, já que requer considerável planejamento e acompanhamento, mas aumenta o acesso e a utilização de métodos psicológicos para pacientes do sexo masculino e a população idosa, ambos os quais relatam de modo insatisfatório problemas de saúde mental e não recorrem tanto quanto deveriam às terapias psicológicas.

Quando comparamos a experiência de nossos pacientes paliativos que participaram dos grupos de atenção plena com a literatura sobre modelos de atenção plena, surgem várias áreas de semelhança e diferença. Os fatores que definem a atenção plena citados por Scott Bishop, a autorregulação e a orientação voltada para a experiência, são evidentes nas informações.[8] Os pacientes relataram melhor regulação do humor, maior capacidade de comunicação, tanto dentro quanto fora do grupo, e maior concentração e apreciação do momento presente, sendo que alguns conquistaram um senso mais holístico a respeito de si mesmos. A maioria dos participantes sentiu que havia se voltado para as próprias experiências. Estavam aceitando melhor sua doença, e sentiam-se mais conectados com seu estado físico e emocional. Para alguns, isso foi gratificante; para outros, um tanto perturbador.

No nosso trabalho, acreditamos que há quatro movimentos em direção à redução da angústia e do fortalecimento da capacidade de conviver com uma doença crônica: intenção, atenção, voltar-se para a dificuldade, e bondade. A *intenção* ativa a sensação de escolha em um momento difícil. Os pacientes que receberam cuidados paliativos nos procuraram porque o grupo lhes foi recomendado, e sua participação ativa precisava ser incentivada. Isso se reflete na experiência do paciente que chegou ao grupo, embora não soubesse o que esperar. A principal intenção externada pelas pessoas no grupo era receber ajuda para lidar com a situação, não da morte e do morrer em si, mas de viver com limitações. A *atenção*, que é a habilidade mais vigorosamente ensinada, foi usada em alto grau pelos membros do grupo como recurso para lidar com a situação. Todos eles, cada um a seu modo, *voltaram-se para a dificuldade*, abrindo-se, compartilhando e reduzindo a rejeição, também substituindo velhas histórias e ruminações por novas histórias — algumas mais tristes, mas todas mais relacionadas. No entanto, foi a respeito da *bondade*, em todas as suas manifestações, que o grupo mais falou, e foi bondade o que viram no rosto um do outro, irmãos e irmãs no mesmo caminho, aprendendo uns com os outros, ajudando e se permitindo receber ajuda.[9]

QUARTA PARTE

Meditação e cuidados espirituais

11

Emprego da meditação para melhorar os padrões de cuidados e o "bom tratamento"

Dra. Cathy Blanc

Está faltando alguma coisa no treinamento que os médicos, enfermeiros e outros profissionais da área de saúde recebem? Essa é a opinião de Cathy Blanc, motivo pelo qual ela fundou a Association Tonglen, um grupo de voluntários que ensinam meditação e outros métodos contemplativos em instituições médicas na França. Se não soubermos cuidar de nós mesmos, escreve ela, não seremos capazes de cuidar dos outros — e a meditação é um apoio fundamental que nos confere o espaço e a força para reagir aos desafios de maneira diferente.

Como podemos lidar com todo o sofrimento que enfrentamos na vida, seja ele a perda de um ente querido, a separação, a doença, a insatisfação e, é claro, a morte? Isso sem mencionar a crescente epidemia de doenças ocidentais, como a depressão e a baixa autoestima, que ainda parecem ser relativamente desconhecidas, pelo menos em algumas partes da Ásia. Como conciliar as exigências de nossa sociedade de alta tecnologia, que tenta fazer recuar as fronteiras da doença e da morte, com as necessidades de nosso "eu" interior, que busca valores éticos, humanidade e simplicidade? A resposta se encontra em nossa capacidade de criar uma abordagem que eu chamo de "cuide de si mesmo — cuide dos outros". Essa é a força vital de toda a atividade relacionada com os cuidados, e a meditação é um dos recursos, extraído do budismo, que nos capacita a colocar em prática esse relacionamento dinâmico. O movimento bidirecional entre nós mesmos e o outro nos permite crescer como seres humanos; agir como se escrevêssemos a palavra *Outro* com "O" maiúsculo. A meditação é uma técnica simples, poderosa e profunda que nos ajuda a enfrentar dificuldades, conferindo-nos a oportunidade de viver melhor. Ela é parte integrante da abordagem dos cuidados, e nós a oferecemos a todos os que desejarem.

Na área dos cuidados com a saúde, o *bom tratamento* se tornou uma questão fundamental, tanto para os pacientes quanto para os cuidadores. É uma atitude que precisamos aprender e desenvolver como antídoto para o mau tratamento. O mau tratamento acontece de várias maneiras: pode ser ativo ou passivo, e com frequência ocorre devido à ignorância, à inquietação ou ao medo que o sofrimento e a morte podem provocar em nós. Também está associado a atitudes e comportamento resultantes do estresse, à crescente pressão colocada nos profissionais da área de saúde e aos riscos psicossociais que eles enfrentam.

Em vez de analisar as causas do mau tratamento, na tentativa de encontrar soluções para o problema, na Association Tonglen decidimos voltar a atenção para o desenvolvimento de uma abordagem de "bom tratamento", de nós mesmos e dos outros. Não importa o que fazemos, seja oferecer cuidados ou treinar profissionais da área de saúde, a ênfase é sempre no aspecto humano. Como desenvolver a qualidade de ouvir com atenção, que possibilitará que cada um de nós encontre a criatividade e os recursos dentro de nós mesmos para reagir nesse nível?

As experiências que vou descrever aqui se baseiam principalmente na prestação de cuidados. Desde 1994, trabalhamos com pessoas que enfrentam os mais diversos tipos de dificuldades, e nossos membros passam muito tempo ao lado delas. De maneira universal e secular, compartilhamos com elas algumas das pérolas inestimáveis dos ensinamentos budistas, porque contidas dentro desses ensinamentos encontram-se recursos extremamente úteis, que podem nos ajudar a encontrar paz e serenidade, bem como enfrentar as situações de maneira diferente. Esses ensinamentos fornecem uma metodologia, um *know-how* e uma ciência da mente que são simples de explicar e de conectar com nossa própria realidade. Tudo se torna presente. Ao mesmo tempo, gosto de lembrar às pessoas que essa riqueza e sabedoria podem ser encontradas em todas as grandes tradições espirituais e filosóficas, mesmo que não estejam estruturadas e apresentadas da mesma maneira. A Association Tonglen foi fundada com base nessa abordagem secular, e temos trabalhado arduamente para tentar extrair, aprimorar e esclarecer ensinamentos e práticas budistas, para que possam ser compartilhados com outros em toda a sua relevância, profundidade e eficácia.

O ato de cuidar dos outros nos ensina com bastante rapidez que as pessoas de quem cuidamos têm uma riqueza que precisamos descobrir se de fato quisermos ser capazes de ajudá-las, ao contrário de ficar exaustos nesse processo. Essas pessoas reuniram conhecimento e habilidades no decorrer da vida que podemos ajudá-las a recuperar. A fim de fazer isso, precisamos apenas criar um ambiente no qual esses recursos interiores possam se revelar — um espaço de silêncio no qual possamos ouvir a outra pessoa e de fato travar conhecimento com ela. Trata-se de uma abordagem maravilhosa que nos ajuda a cuidar melhor um do outro. Lentamente, por meio desse relacionamento dinâmico, vamos descobrir quem realmente somos, porque somos transformados pela riqueza de encontrar e compartilhar isso com outra pessoa. Ao mesmo tempo, sentimo-nos perfeitamente à vontade nesse processo de auxiliar os outros e ajudá-los a crescer. Por causa dessas outras pessoas, adquirimos uma importância renovada; enquanto isso, também crescemos.

Baseada nessa experiência com os cuidados, a Association Tonglen desenvolveu módulos de treinamento para ajudar a nos tornar o que eu descreveria como seres humanos melhores. Na vida cotidiana, todos entraremos em contato com pessoas que estão sofrendo de diversas maneiras, e podemos aprender a ajudá-las a viver melhor e avançar através do caos da vida. Em resumo, podemos aprender a nos importar com os outros. Depois dos cursos de treinamento, algumas pessoas decidem se tornar cuidadores ou acompanhantes voluntários. Também desenvolvemos cursos para a equipe de profissionais da área de saúde, e vou descrever agora um deles, chamado Ser, Estar Presente e Ouvir com Atenção.

O curso foi desenvolvido com várias observações importantes em mente. Primeiro, os pacientes e as pessoas que passam por dificuldades com frequência se queixam mais de que os cuidadores e os profissionais da área de saúde não os escutam do que propriamente da doença ou problemas relacionados. Segundo, os cuidadores e os profissionais da área de saúde que lidam com o sofrimento dos pacientes não raro se defrontam com uma carga de trabalho cada vez maior e não conseguem perceber como encontrar tempo para fazer tudo. Essa é, não raro, uma das causas do estresse e da insatisfação, e o esgotamento passa a espreitá-los bem de perto.

A meditação é uma maneira de nos relacionar com nossa mente que possibilita o enfrentamento desses desafios. Na realidade, não usamos a palavra *meditação* de imediato, pois ela pode trazer consigo os mais diferentes tipos de conceitos e ideias preconcebidas, que podem atrapalhar o processo. Em vez disso, falamos a respeito de "fazer uma pausa", e todas as sessões de treinamento começam e terminam com uma dessas "pausas". Vou sugerir que façamos uma pausa agora...

Relaxamento, espaço e estabilidade

Você não precisa mudar de posição. Conscientize-se apenas do seu corpo enquanto está sentado na cadeira. Sinta o contato das nádegas no assento, e o contato dos pés com o chão. Isso é tudo. Não é complicado nem esotérico. Por acaso já está se tornando mais consciente do seu corpo?

Agora, conscientize-se da tensão em seu corpo. Você sabia que a tensão que carregamos no corpo durante o dia, e até mesmo quando dormimos à noite, equivale a carregar conosco o tempo todo um saco que pesa entre cinco e dez quilos? Que sensação está sentindo no maxilar? E nos ombros? E no abdômen? Relaxe suavemente enquanto solta o ar dos pulmões.

A expiração é um movimento de relaxamento. Também é um momento muito importante — por exemplo, nas artes marciais —, porque é quando você está estável e pode agir. No movimento do relaxamento, talvez você possa sentir que alguma coisa começa a se desenredar. Seus pés estão no chão, as nádegas mantêm um contato firme com o assento, e você pode sentir o peso do seu corpo. É como se dentro de nós estivesse sendo criado um espaço no qual podemos nos acomodar com tranquilidade.

Podemos usar esse espaço para perguntar: *Por que estou aqui?* Com frequência, quando estamos ocupados fazendo coisas, perdemos de vista a motivação e a intenção com que começamos. Simplesmente retorne a esse ponto. *Por que estou lendo este livro?* Ou: *Por que quero cuidar dos outros?* Ao responder a essa pergunta, algo é liberado. Algo se abre. É como se sua mente fosse capaz de mudar de direção e dizer: *Ah, eu me perdi.*

Não há nada realmente esotérico a respeito de tudo isso. Pode levar apenas alguns segundos depois que nos acostumamos, e não temos que fazer esse tipo de coisa durante um longo tempo, mas propomos que as sessões se tornem gradativamente mais longas, para que as pessoas possam vivenciar o processo em sua plenitude.

Há mais de dez anos, oferecemos treinamentos que ensinam a ouvir com atenção, a estar presente, sobre cuidados, comunicação e gerenciamento de crises, e os profissionais nos revelaram que consideraram essa abordagem extremamente benéfica, tanto no curto quanto no longo prazo. Até mesmo na França — onde a separação entre Igreja e Estado tem sido tão rígida, e onde tem havido muita confusão entre espiritualidade e religião, e qualquer coisa que se afaste dos caminhos habituais é encarada quase como um culto ou uma seita —, é estimulante perceber que a meditação agora está recebendo o reconhecimento que merece.

Desenvolvemos o curso Ser, Estar Presente e Ouvir com Atenção para a escola de enfermagem ISFI Nord em Marselha.[1] Ministramos o curso pela primeira vez em 2007, com Geneviève Botti, e o repetimos lá e em outras faculdades ao longo dos anos seguintes. O curso se destinava a alunos do primeiro ano e consistia de sete módulos de três horas de duração, ministrados ao longo de cinco meses para dois grupos de doze a catorze alunos. Embora o módulo fosse compulsório, os alunos não recebiam nenhum crédito para seu exame de fim do ano, que era, aliás, o principal foco deles. Uma vez que oferecer o módulo foi uma decisão inovadora da parte da direção da faculdade, também sugerimos a realização de uma avaliação.

Há um sofrimento inevitável em nossa vida, causado por nossas limitações — de doença, separação, mudança e morte. Não raro, contudo, a maneira como reagimos aos acontecimentos que encontramos em nossa existência acrescenta mais sofrimento a esse sofrimento, e isso pode ser evitado. Quando compreendemos as maneiras pelas quais nossa mente nos presta um desserviço, em vez de um serviço, começamos a perceber por que é importante aprender a usá-la melhor, em vez de deixar que ela nos use. Quando cuidamos dos outros, aprendemos como é importante ajudá-los a compreender esse fato. É fundamental, portanto, que esse conhecimento sobre o modo como nossa mente funciona seja incluído no treinamento recebido pelos profissionais da área de saúde. Conhecer a nós mesmos e saber como cuidar de nós possibilita conhecer e compreender o outro, e, em decorrência, cuidar melhor dele.

Recentemente, estava dando uma palestra de duas horas para cerca de sessenta estudantes do quinto e do sexto anos de medicina, intitulada Como Estar ao Lado de Pessoas que Estão Sofrendo. Levei-os a entender a ideia de fazer uma pausa, não apenas em benefício próprio, mas também por essa ser a base para ouvir de maneira mais profunda e generosa. Depois da palestra, vários estudantes se levantaram e um deles começou a falar, com um indício de raiva na voz: "É escandaloso que só nos ensinem isso no sexto ano", declarou ele. "Acumulamos uma quantidade enorme de conhecimento e *know-how*, mas o que ouvi aqui hoje é absolutamente fundamental. Por que é ensinado tão tarde no curso, e de modo tão sucinto?" Os estudantes ficaram realmente comovidos, porque o treinamento que haviam recebido enfatizava apenas o conhecimento e a competência técnica, os quais podem mudar à medida que a ciência progride. Jamais haviam aprendido a simplesmente ser, embora essa seja a base de qualquer encontro com um paciente a fim de estabelecer um diagnóstico. Considerei a raiva do estudante um bom sinal.

Colocando as coisas de outra maneira, ao criar um ambiente que seja propício a ouvir com atenção, naturalmente compreenderemos melhor. Conhecer a si mesmo, entender a si mesmo e cuidar de si mesmo é, de fato, a maneira de conhecer, entender e cuidar dos outros. Isso é bom senso, e essa abordagem contribui para as circunstâncias adequadas rumo à cura. Não vou entrar em detalhes a respeito do que estamos curando, mas há diferentes níveis: curar o corpo, curar o coração e curar a mente.

Isso me traz à memória a história de Michèle, uma conhecida psicanalista francesa. Ela estava cheia de raiva quando nos procurou, porque acabara de descobrir que tinham mentido para ela com relação a seu estado de saúde. Os resultados dos exames haviam sido alterados; na verdade, ela tinha câncer em estágio avançado, com metástase no fígado. Como médica, ela sabia exatamente o que isso significa.

Michèle participou de um dos nossos seminários de cuidados de três ou quatro dias para pessoas que passavam por dificuldades, nos quais examinamos como ver as coisas de uma perspectiva diferente. No final de sua permanência, ela comentou: "Não sei se meu câncer será curado; na verdade, acho que vou morrer, mas alguma coisa já aconteceu comigo. Descobri que o silêncio conduz a uma qualidade de ouvir com atenção que eu não imaginava ser possível, bem como a uma grande delicadeza. É como juntar todas as peças de um quebra-cabeça e perceber que ele encerra um significado. Tudo parece muito mais simples agora".

Dois dias depois, recebi um telefonema e fui informada de que Michèle sofrera um derrame e não conseguia mais falar. Falar é muito importante para um psicanalista, e, quando estava a caminho de visitá-la, pensei que aquilo devia estar sendo terrivelmente difícil para ela. Quando entrei no quarto de Michèle, perguntei: "Como você está?". Ela olhou para mim, deu um grande sorriso e fez um gesto com a mão, dando a entender que tudo estava ótimo. O que havia se curado? Não o corpo dela, porque ela faleceu no dia seguinte, mas alguma coisa dentro dela havia alcançado a cura. Ela se sentia profundamente em paz.

A fim de conhecer melhor a nós mesmos e outra pessoa, perguntamo-nos: *Quem somos nós?* O curso de treinamento examina essa questão usando uma série de contemplações a respeito de nossas percepções, e da maneira como lidamos com os pensamentos e as emoções. Ao compreender como nossa mente funciona, e como as percepções, as emoções e os pensamentos podem assumir o controle e nos manipular, vemos como isso pode conduzir ao estresse, ao sofrimento e ao mau tratamento. Chegamos, com bastante naturalidade, à conclusão de que, se quisermos viver melhor, teremos que aprender a enxergar a realidade como ela é, em vez de como ela parece ser, ou como gostaríamos que ela fosse; e precisamos aprender a ser, em vez de só nos entupirmos de conhecimento. Podemos alcançar isso com facilidade se soubermos como acalmar e controlar nossa mente, como torná-la mais eficaz por meio da meditação.

A meditação é extraordinária, porque não há nada que precisamos aprender a fazer. Na realidade, trata-se de um processo de simplificação. Essa é uma notícia muito boa quando já estamos tão oprimidos por todas as outras coisas que somos obrigados a fazer ou saber. Qualquer pessoa que trabalhe com cuidados voltados à saúde sabe muito bem como o fardo se tornou muito mais pesado nos últimos tempos em decorrência de crescentes exigências administrativas, reduções na equipe e assim por diante. No entanto, é possível que haja uma maneira de fazer as mesmas coisas com eficiência e bondade para com os outros, ao mesmo tempo evitando a exaustão. Podemos aprender a criar um espaço dentro de nós mesmos a partir do qual podemos nos abrir e ser um só com a outra pessoa, escutar, e deixar essa pessoa relaxar e encontrar seu lugar. Podemos confortar um ao outro com essa atitude e experimentar os efeitos desse ato com bastante rapidez.

Vou explicar agora como apresentamos alguns dos temas desenvolvidos no treinamento. Para a pergunta *Quem somos nós?* há uma lição sobre percepções chamada Nossos Sentidos nos Enganam. Não vemos a realidade como ela é. Deixamo-nos ser induzidos a pensar que uma coisa é real, quando na verdade nossa percepção não consegue percebê-la por completo ou ainda a está interpretando. Por exemplo, enxergamos apenas certos comprimentos de onda que formam o espectro de cores, e só ouvimos uma amplitude limitada de vibrações como som, ao passo que alguns animais têm amplitude muito maior. Por conseguinte, somos limitados por nossas faculdades sensoriais.

Não percebemos as contínuas mudanças que acontecem em nós. Não somos exatamente os mesmos que éramos alguns minutos atrás. Mas percebemos essa mudança? Não percebemos tudo o que se move à nossa volta. Não sentimos a terra girar. Claro que nossa vida se tornaria muito mais complicada se fôssemos capazes de sentir todos esses movimentos e mudanças, de modo que descartamos esse tipo de informação a fim de ficar com a normalidade. Mas isso também significa nos isolar de uma grande quantidade de informações. Portanto, em certo sentido, nós nos isolamos de uma porção do que é real. Existem muitos exemplos que provam que o cérebro reconstrói repetidamente a realidade que ele considera mais provável. Temos uma abordagem probabilística do que está ao redor, de modo que não vemos as coisas como elas realmente são.

O outro tema que desenvolvemos em nosso treinamento é que os nossos sentidos se formam por meio da ação, ou seja, temos que *fazer* a fim de desenvolver os sentidos. Experimentos conduzidos por dois psicólogos, Richard Held e Alan Hein, em 1958, demonstraram isso de maneira simples e brilhante.[2] Eles criaram um grupo de gatinhos no escuro, e deixaram que apenas alguns deles se deslocassem livremente. Esses gatinhos tinham pequenos carrinhos presos a eles contendo outros gatinhos, que não podiam se deslocar sozinhos. Algumas semanas depois, todos os gatinhos foram expostos à luz e deixados à vontade para se deslocar com liberdade. Somente os gatinhos que tinham tido permissão para se mover livremente desde o início foram capazes de se deslocar normalmente, como fariam gatinhos "dotados de visão". Aqueles que haviam sido puxados nos carrinhos se comportaram como se fossem cegos, indo de encontro às coisas e levando tombos. Esse experimento confirma que a percepção visual só se desenvolve com base na orientação visual proporcionada pela atividade. Resultados semelhantes foram obtidos em outras situações, até mesmo em pesquisas realizadas em organismos unicelulares. Portanto, parece que só existe uma realidade exterior se tivermos participação ativa no mundo.

Podemos desenvolver esse tema refletindo a respeito do que acontece sempre que fazemos alguma coisa por outra pessoa: pelos nossos filhos, que tentamos proteger das ciladas da vida, ou pelos pacientes, que consideramos ser vulneráveis.

A sessão de treinamento sobre percepções revela que não enxergamos a realidade como ela é. Não apenas filtramos continuamente as informações que recebemos de acordo com nossos hábitos e a urgência de outras prioridades na ocasião, como também interpretamos as coisas de maneiras diferentes segundo nossa história, educação e estado de espírito. É dessa maneira que cada um de nós chega à visão que tem do mundo. Com isso em mente, podemos entender melhor como a comunicação é difícil, e como é importante desenvolver a percepção consciente e a presença no mundo, a fim de melhorar a maneira como escutamos.

Dedicamos outra sessão às emoções. Olhando para a diferença entre o sistema límbico e as regiões corticais do cérebro, examinamos como as emoções com frequência nos afastam da razão. Foi por esse motivo que a neurocientista Rita Levi-Montalcini, que recebeu o Prêmio Nobel de Fisiologia ou Medicina em 1986, disse que o homem é apenas um *Homo erectus* e ainda não é um *Homo sapiens*, porque continua escravizado pelos seus pensamentos e emoções irracionais. Nesse contexto, também examinamos a importância de sermos capazes de prestar atenção às emoções dos pacientes, sem medo, mas também sem nos envolver — à parte, porém não distantes.

Na terceira sessão examinamos a ideia de que nossos pensamentos, que acreditamos ser íntimos, na realidade interferem no relacionamento com os outros. São, aliás, um constante ruído de fundo em nossa mente, perturbando a capacidade de pensar com clareza, e turvando e obstruindo a comunicação. Nossos valores mais profundos, as escolhas que fazemos, hábitos e experiências causam um impacto em nossas ações, quer estejamos conscientes disso ou não. Até mesmo a maneira como acessamos a memória depende de nosso estado de espírito.

Levando isso em conta, quando examinamos a maneira de nos relacionarmos com os outros, compreendemos que o problema não reside nas informações que recebemos, e sim no modo como as interpretamos. O mesmo estímulo neutro inicial, como alguém batendo à porta, será interpretado de maneira diferente, de acordo com o pensamento que estiver na minha mente na ocasião. O pensamento produzirá uma emoção, que conduzirá a uma ação específica. Por exemplo, se meu vizinho teve problemas com alguns jovens problemáticos do bairro, posso pensar neles ao ouvir a batida na porta, e posso ficar zangada, tensa ou ansiosa ao me aproximar para abri-la. Por outro lado, se estiver esperando a visita de um amigo, é provável que eu abra a porta com um grande sorriso no rosto. E, se estiver com medo por ter ouvido falar em uma onda de assaltos na área, posso imaginar que alguém está tentando invadir minha casa.

Recebemos constantemente um grande número de estímulos através dos sentidos, e eles fazem com que os pensamentos surjam. Em consequência, somos atingidos pelos mais diferentes tipos de emoção, os quais direcionam nossas ações sem que ao menos tomemos conhecimento disso. A maioria de nossas ações, portanto, é automática, e não deliberada. São reações a estímulos, e na maioria das vezes surgem sem que tenhamos qualquer controle sobre elas. Achamos que somos senhores de nossas ações, pensamentos e escolhas, mas quanta liberdade realmente temos?

Quando se trata de ética, partimos do princípio de que a reflexão e a discussão são tudo de que precisamos para tornar nossas ideias claras e nos decidir pela ação correta a ser tomada. No entanto, há uma profusão de pequenos momentos, em qualquer situação considerada, que influenciam sua estrutura, fazendo-a mudar de modo constante. Como Francisco Varela delineia em seu livro *Ethical Know-How*, precisamos levar em conta cada um desses "micromundos".

Eles são a realidade da nossa vida. Cada um desses momentos gera inúmeros estímulos diferentes, conduzindo a atitudes que são, como acabamos de ver, reações, em vez de ações livres. Qual é a nossa atitude em cada um desses micromomentos? Estamos sendo éticos nesse "enfrentamento imediato", como Varela o descreve?

A comunicação que estabelecemos com os outros, portanto, sempre depende de nosso estado de espírito, de nossa interpretação e de nossas tendências habituais. A maneira como nos comportamos não pode ser apartada do modo como as coisas e os outros parecem ser para nós. Uma vez que percebemos como estamos escravizados, e que não temos muita liberdade interior, podemos com facilidade entender o valor de aprender a usar melhor nossa mente. Armados com esse conhecimento, percebemos que há um sem-número de momentos nos quais fazemos o oposto do que gostaríamos de fazer, e nos quais estamos na realidade tratando mal os outros, quer no nosso trabalho, quer na vida cotidiana.

Ao nos ensinar a ser mais presentes para nós mesmos e os outros, a meditação possibilita que observemos nosso comportamento e nos tornemos mais conscientes dele. Isso não diz respeito a nos julgar. Envolve trazer delicadamente a atenção plena, a percepção consciente e o espaço para o que quer que estejamos fazendo. A meditação nos leva a adotar uma atitude radicalmente diferente com relação a nós mesmos e ao nosso ambiente. Trata-se de uma maneira extremamente eficaz de aprender a estar mais presente para outra pessoa, quando nos defrontamos com todas as restrições profissionais que nos deixam cada vez menos tempo para dedicar a ela. Essa atitude por si só cria naturalmente um espaço onde as coisas podem ocorrer de modo mais relaxado, menos tenso e mais sereno.

O espaço e o silêncio são muito poderosos. Certo homem chamado Diego veio a um de nossos seminários. Por ser alguém com uma concepção cartesiana da vida, ele só acreditava naquilo que tivesse tocado e compreendido. Ele nos forneceu o seguinte *feedback* a respeito de um exercício que envolve a comunicação silenciosa frente a frente com outra pessoa:

> A minha mente cartesiana está perturbada com isso, embora efetivamente o tenha vivenciado; e no entanto o *feedback* que recebi demonstra que funciona! Há décadas estou acostumado a tomar decisões e dirigir as coisas. Tinha uma vaga consciência de que as pessoas à minha volta sofriam as consequên-

cias disso, mas como reunir a vontade para mudar? Você sabe melhor do que eu como nossos comportamentos estão profundamente arraigados, mas queria lhe dizer que comecei a aplicar as promessas que eu me fiz. É claro que é difícil. A ideia que me veio à mente enquanto fazia o exercício em grupo era que a sensação era exatamente a mesma de quando estava aprendendo a saltar de paraquedas. Quando você está a quatro mil metros acima do solo, olhando para o espaço vazio com a porta do avião aberta e um barulho ensurdecedor nos ouvidos, a sua cabeça está dizendo: "Salte!", e o corpo está gritando: "Não!". Sou provavelmente a única pessoa que de fato entende a luta interior pela qual passei nessa situação. Mas, de qualquer modo, todos à minha volta ficaram surpresos ao ver a transformação!

Somos realmente assim, e não creio que haja nada errado em reconhecer que oferecemos certa resistência. Há realmente um forte conflito entre nossos hábitos e nossas aspirações. Avaliamos o programa de treinamento no final do primeiro curso de sete sessões. Cada sessão de três horas consistia de duas partes, que começavam e terminavam com dez minutos de "pausa", de modo que os alunos tiveram no total sete períodos de meditação de quarenta minutos. Isso não é muito, e, no entanto, a avaliação que fizemos, tanto um mês quanto seis meses depois, revelou que 70% dos alunos estavam completamente satisfeitos, e 80% disseram que recomendariam o curso para um amigo. No início, todos estavam muito preocupados com os exames, e esse curso compulsório não oferecia pontos para as provas. Sessenta e cinco por cento deles disseram que tinham experimentado a meditação e que ela lhes fizera muito bem. Mais da metade começou a fazer "pausas" regulares no dia a dia.

Recebemos um *feedback* surpreendente dos alunos a respeito de como o curso os tinha ajudado. Eles disseram que o curso lhes conferira bem-estar, uma recém-descoberta energia, melhor controle dos impulsos, melhor entendimento dos próprios limites, menos preconceito e uma atitude mais apropriada. Para determinada aluna, que permanecera em silêncio no fundo da sala durante todas as aulas, o curso fora uma tábua de salvação. Ela expressou que, naqueles momentos, tinha conseguido encontrar um pouco de tranquilidade em meio a toda a angústia e violência que enfrentava em sua vida.

Vou concluir com uma história. Há mais ou menos um ano, a Unidade de Cuidados Paliativos em Montpellier, na França, procurou a Association Tonglen e perguntou se um dos nossos voluntários poderia visitar a Unidade. Explicaram que vinham enfrentando uma questão ética com um paciente que exigia ir para a Bélgica a fim de se submeter à eutanásia, e a família não sabia o que fazer. O nome do homem era Stéphane. Ele tinha cerca de 40 anos e sofria de uma doença neurodegenerativa, a qual, ao longo de dois anos, o deixara capaz de mover apenas as pálpebras. Tinha sido um atleta, e adorava a vida. Seu desespero era compreensível.

Um dos nossos cuidadores voluntário foi visitar Stéphane. Ele nos disse que, antes de entrar no quarto de Stéphane, tinha invocado, do fundo do coração, o que para ele representava amor e sabedoria, para que pudesse ter a atitude apropriada naquele momento. A conversa era difícil, já que Stéphane não conseguia falar, e a única maneira de estabelecer uma comunicação era mostrar a ele letras do alfabeto, a fim de construir palavras e frases, letra por letra. Quando ele entrou no quarto, o sofrimento era palpável. "Stéphane confidenciou que estava dominado pela raiva", relatou mais tarde o cuidador.

> Depois de mais ou menos uma hora, decidi explicar a ele como "fazer uma pausa", e depois pratiquei durante alguns minutos com ele, usando a respiração como apoio. Para minha surpresa, Stéphane se mostrou muito aberto a experimentar, e seu rosto se iluminou. Durante alguns momentos, o processo pareceu lhe conferir uma espécie de espaço interior — eu sentia que era isso o que ele procurava. Quando lhe pedi depois para descrever como se sentira, as únicas palavras de Stéphane foram "menos dor". Duas horas depois, perguntei-lhe se gostaria que eu voltasse para vê-lo. Stéphane me disse para voltar logo, em dois dias, e acolheu com prazer a ideia de que dois ou três de nós pudéssemos passar algum tempo com ele durante as visitas seguintes. No anseio de escapar de seu intolerável sofrimento, a experiência efêmera da meditação claramente despertara suficientemente seu interesse para que ele pedisse, de modo específico, que continuássemos com ela quando voltássemos.

A partir daquele momento, Stéphane nunca mais mencionou a eutanásia. Três voluntários se alternaram para guiá-lo em sessões regulares de meditação no hospital, e mais tarde em sua casa. Em um breve espaço de tempo, ele voltou a sorrir, teve um foco na vida e, para grande surpresa e satisfação da equipe de enfermagem, viveu por quase mais um ano.

A mudança física e emocional em Stéphane, antes e depois da visita dos voluntários, foi óbvia. Os pacientes que sofrem dessa doença têm muito muco, e têm medo de "se afogar". Stéphane ficava muito ansioso por causa disso, e tinha que se submeter a uma sucção a cada dez minutos. No entanto, enquanto meditava, a quantidade de muco diminuía, sua respiração se estabilizava, e o rosto relaxava e se iluminava.

As pessoas que cuidavam de Stéphane ficaram realmente espantadas ao ver a mudança dele. Elas nos convidaram para ir à Unidade de Cuidados Paliativos para falar sobre nosso trabalho e, em certo sentido, passamos a ser considerados "especialistas" em lidar com situações difíceis.

Antes de morrer, Stéphane nos deu permissão para compartilhar sua história com os outros. Ele não sabia nada a respeito do budismo e não seguia nenhum tipo de caminho espiritual, mas disse que descobrir a meditação foi o presente mais bonito que já recebera. Ela lhe dera a oportunidade de encontrar clareza e um espaço dentro de si mesmo.

Vimos aqui que podemos aprender a estar mais presentes para os outros, a adaptar nossa atitude para que possamos ser mais "corretos" com eles, ao mesmo tempo que permanecemos em harmonia com nós mesmos e com as restrições externas que nos são impostas. Há de fato uma maneira de desenvolver uma atitude naturalmente mais ética — o que Francisco Varela chamava de "enfrentamento imediato". Ele escreveu o seguinte: "Como uma primeira aproximação, quero dizer que uma pessoa sábia (ou virtuosa) é aquela que sabe o que é bom e espontaneamente o faz".[3]

Ao concluirmos este capítulo, talvez possamos dedicar algum tempo, como fazemos no final de cada encontro de cuidados ou dia de treinamento, para fazer uma última pausa e pensar: mesmo que eu tenha me distraído, e mesmo que tenha retido apenas uma fração do que li aqui, há alguma coisa que tenha me comovido e que eu gostaria de conservar? Há alguma coisa que eu gostaria de levar comigo e usar para me revigorar? Vamos fazer isso agora, desejando em silêncio que possamos colocá-la em prática; e que o esforço que fizemos possa ser uma autêntica contribuição para o trabalho de todas as pessoas no mundo que se dedicam a aliviar o sofrimento e abrir caminho para a paz, a humanidade e o amor.

12

Estar presentes quando nos importamos

Rosamund Oliver

O que acontece quando você tenta mostrar para um grupo de agentes penitenciários como meditar? Rosamund Oliver descreve essa experiência de ensinar "cuidados espirituais" no Reino Unido, e como os métodos de meditação podem ajudar pessoas que trabalham em funções que envolvem estresse, compaixão, fadiga e esgotamento.

Pode ser difícil acreditar nisso agora, mas, no final da década de 1970 e início da década de 1980, "meditação" ainda era uma palavra proibida no mundo profissional. Na melhor das hipóteses, era considerada um conceito *hippie* benigno da Nova Era — esquisito, porém inofensivo — e, na pior delas, encarada como a extremidade fina de uma cunha que abriria o caminho para a lavagem cerebral e a doutrinação de seitas.

Eu trabalhava no centro de Londres nessa época, tendo acesso a aulas de yoga, e conheci um número crescente de pessoas influenciadas pela disseminação do pensamento budista. Fazia parte de um grupo de pessoas que vinham descobrindo por si mesmas o poder da meditação em trazer mais paz e relaxamento para a própria vida, então estressada e agitada. Não é fácil para mim descrever a mudança radical e plena que essa experiência de descoberta foi para mim, já que afetou todos os níveis de minha existência e a maneira como eu me relacionava com os outros. Para integrar essa mudança à minha vida e ao meu trabalho, precisei passar vários anos estudando, primeiro o método de meditação zen-budista e depois o budista tibetano, antes de começar a entender como poderiam ser levados ao local de trabalho.

Eu trabalhava em um centro de meditação na área norte de Londres em 1984. Formamos um pequeno grupo e começamos a compartilhar os métodos de meditação que tínhamos aprendido com as pessoas que resolviam aparecer para aulas semanais. Entre elas, estava um número crescente de profissionais que trabalhavam em várias ocupações e instituições, como serviço social, advocacia, finanças, magistério, hospitais, clínicas para doentes terminais e prisões. Mais tarde, algumas dessas pessoas me convidaram para dar palestras ou aulas de meditação em suas organizações.

A meditação tem uma longa história e procede de uma tradição oral. Tem sido passada literalmente de boca a ouvido, através de linhagens de mestres, durante milhares de anos, de modo que podemos dizer, de certo modo, que as instruções são uma transmissão direta. Em 1978, aprendi o método da meditação da atenção plena com Ajahn Sumedho, um mestre da tradição das florestas da Tailândia, do budismo theravada. Depois, estudei com um mestre zen, concentrando-me em praticar métodos extraídos do *Sattipatthana Sutta*, que é a base das instruções do Buda para o treinamento da atenção plena. A partir de 1981, passei a estudar a tradição tibetana com muitos mestres, entre eles Sogyal Rinpoche, Chögyam Trungpa Rinpoche, Dilgo Khyentse Rinpoche e Sua Santidade, o Dalai Lama.

Em épocas mais recentes, os livros se tornaram importantes veículos para a disseminação desse conhecimento para um público mais vasto. Quando o *best-seller* de Sogyal Rinpoche, *The Tibetan Book of Living and Dying*, foi publicado em 1992, seguiu-se uma crescente demanda por aulas de meditação nos centros que ele havia fundado. Em alguns lugares, a fila de pessoas que queriam entrar ia até a rua, porque tinham lido a respeito dos benefícios da meditação no livro e então queriam aprender a meditar. Podemos começar lendo a respeito da meditação, mas em algum momento do processo do aprendizado precisamos encontrar alguém que tenha praticado e compreendido a meditação, e que possa nos ajudar a trabalhar com o entendimento do que lemos. Precisamos de alguma forma de instrução paralela às nossas tentativas. É um pouco como aprender a dirigir um carro. É muito mais fácil quando alguém que já dirige nos mostra o que devemos fazer.

A partir de meados de 1970, milhares de pessoas descobriram a meditação por intermédio da rede internacional de centros chamados Rigpa, que Sogyal Rinpoche havia fundado no mundo inteiro (*rigpa* é uma palavra tibetana que significa "a natureza mais profunda da mente"). Algumas vieram apenas para uma aula, enquanto outras continuam a vir depois de vinte ou trinta anos. Em ambos os casos, elas haviam travado conhecimento com a meditação e podiam começar a entender os tesouros dessa extraordinária tradição.

Algumas pessoas ficavam encantadas. O mestre zen com quem estudei frequentemente nos dava um aviso antes de começar uma palestra sobre meditação. Ele dizia o seguinte: "Não ouçam o que vou dizer se não estiverem preparados para ser fisgados como um peixe. Se não estiverem prontos para ser apanhados, saiam agora". No caso de muitas pessoas, o simples fato de ouvir falar a respeito da meditação pela primeira vez as colocou num caminho de descoberta inteiramente novo que podia ter consequências para a vida inteira.

Como a meditação se tornou agora muito mais difundida e amplamente compreendida, é fácil esquecer o enorme empenho das pessoas em descobrir mais a respeito desses métodos quando entraram em contato com eles pela primeira vez, em alguns casos viajando horas a fio para frequentar as aulas. Certo homem, um carpinteiro, fazia uma viagem de ida e volta a Londres de 650 quilômetros todas as quintas-feiras, para aprender a meditar e levar o método a um pequeno grupo de pessoas em Manchester, ao norte da Inglaterra.

Algumas pessoas vinham porque meditar era uma coisa "legal", mas essas tendiam a não ficar muito tempo. Com mais frequência, as pessoas nos procuravam porque estavam estressadas ou tinham vivenciado problemas penosos que queriam resolver. Algumas vinham depois de uma crise enorme ter abalado sua vida. Não apareciam no auge da crise, porque a sobrevivência não raro consumia todo o tempo e energia. Vinham depois, quando a crise começava a declinar, porque queriam encontrar uma maneira de ajudar a si mesmas a lidar melhor com sua vida ou com um problema desse tipo no futuro. Um artista que veio a uma aula de meditação em Londres saíra certa noite e, quando voltou para casa, descobrira que um incêndio havia destruído seu lar por completo. Todo o seu trabalho artístico fora destruído, bem como suas posses. É bastante compreensível que ele tenha achado extremamente difícil lidar com a situação, em particular porque, em meio a tudo isso, seu relacionamento amoroso também terminou. Em outras palavras, ele perdeu tudo. No entanto, não procurou a aula de meditação no auge dessa situação devastadora. Veio alguns meses depois, para aprender as técnicas da meditação que poderiam ajudá-lo a recompor sua vida. Essas técnicas o ajudaram a deixar para trás a enorme perda e se adaptar à completa mudança que lhe fora imposta.

Algumas das pessoas que frequentavam as aulas de meditação nos primeiros dias trabalhavam na área de serviços de saúde, e constataram que a meditação causava um grande benefício à vida delas. Lembro-me de um jovem médico que frequentava uma das turmas. No trabalho, seus colegas estavam lhe perguntando: "O que está acontecendo? Você parece tão mais relaxado agora". Ele me confessou: "Não posso dizer a eles o que estou fazendo. Pensariam que estou maluco se eu dissesse que estou meditando". Naqueles dias, meditação e loucura não eram consideradas algo tão distante uma da outra. Se estivesse meditando, isso costumava ser considerado o início de inúmeros problemas. É maravilhoso poder dizer hoje em dia que costumamos meditar, e as pessoas acharem que essa prática é algo saudável!

De que forma começamos a introduzir esses métodos no sistema de saúde e em outros ambientes como o sistema penitenciário? Em primeiro lugar, a aceitação gradual da ideia da meditação era parte de uma mudança cultural sísmica que vinha ocorrendo na sociedade daquela época. Houve mudanças marcantes depois da Segunda Guerra Mundial, à medida que fazíamos progresso ao lidar com a pobreza e a doença, pelo menos no mundo desenvolvido. Quando esses problemas básicos de sobrevivência melhoraram e as pessoas começaram a aproveitar mais a vida, a ênfase nas sociedades abastadas se expandiu e passou a incluir outros interesses, como alcançar maior bem-estar. Nos Estados Unidos, no Reino Unido, na França, Alemanha, Austrália, Suíça e outros países, cresceu o interesse em entender como aumentar a satisfação e a felicidade, tanto no âmbito individual quanto em termos de serviços sociais e cuidados com a saúde. Esse foco caminhava paralelamente às pesquisas científicas, que demonstravam a existência de vínculo entre o aumento do bem-estar e a prática da meditação.

Médicos, agentes penitenciários, enfermeiros, assistentes sociais e outros profissionais no mundo inteiro começaram a querer aprender métodos de meditação, a fim de melhorar o próprio bem-estar e a capacidade de lidar com condições de trabalho que eram frequentemente estressantes. Depois da publicação do livro *The Tibetan Book of Living and Dying*, o Programa de Educação de Cuidados Espirituais foi desenvolvido em vários países. Esse programa foi concebido para levar os benefícios de métodos baseados na meditação e na compaixão a ambientes de serviços sociais e do sistema de saúde. Refletimos a respeito de como poderíamos levá-los a essas organizações, incentivando e treinando profissionais em como usá-los no trabalho. Queríamos mostrar às pessoas que trabalham nesses locais que, primeiro, elas seriam pessoalmente beneficiadas se mantivessem uma simples prática de meditação diária própria e que isso também beneficiaria aqueles de quem elas cuidavam, e, segundo, que, se aprendessem algumas das práticas de compaixão descritas no livro, isso aprimoraria a maneira como elas se relacionavam com os outros, quer nas atividades de cuidados com as pessoas, quer no trabalho em organizações. Também estávamos interessados em mostrar como esses métodos poderiam ser usados como antídotos contra a exaustão e o esgotamento.

É importante ressaltar que quando cuidamos das pessoas num nível emocional ou psicológico mais profundo, mesmo assim pode ser preciso lidar primeiro com a angústia e sofrimento físico delas. Em *Uncompromising Truth for a Compromised World: Tibetan Buddhism and Today's World*, o mestre e especialista budista, professor Samdhong Rinpoche, enfatiza esse ponto com a seguinte história:

> No cânon páli, há a história de um homem faminto a quem o Buda se recusou a dar ensinamento. Ele disse: "Primeiro vocês precisam alimentá-lo e ele precisa ficar satisfeito. Somente depois disso estará em uma posição confortável, e então será capaz de ouvir o ensinamento. Portanto, no caso de pessoas que estão sistematicamente na pobreza e na miséria, precisamos lidar primeiro com as misérias imediatas... Sem satisfazer as necessidades básicas do corpo, a mente é incapaz de se libertar das dolorosas exigências dele. Esse

é um problema que está na base da natureza das coisas, e temos que lidar com ele".[1]

Nos ambientes nos quais médicos, assistentes sociais, agentes penitenciários e outros profissionais operam, com muita frequência deparam com a fome, a pobreza e o sofrimento em diferentes escalas. Ministrar esse tipo de cuidados exige muito das pessoas que trabalham em áreas como essas. De acordo com o Health and Safety Executive, órgão nacional independente que controla a saúde, a segurança e a doença relacionadas com o trabalho no Reino Unido, as áreas ocupacionais que relataram os maiores índices de estresse relacionado com o trabalho nos três anos entre 2009 e 2011 foram a saúde, a assistência social, a educação e a administração pública. As ocupações que relataram os índices mais elevados de estresse relacionado com o trabalho nesses três anos foram gerentes de serviço de saúde e social, professores e profissionais associados à prestação de serviços de assistência social.[2]

Muitas pessoas na área médica e em outros setores afins sofrem de esgotamento e "fadiga da compaixão". O esgotamento é um estado de contínua exaustão física, emocional e mental que não parece melhorar, nem mesmo quando o sofrimento dá uma trégua. Ele está fortemente relacionado com o estresse no trabalho. O trabalho, e mesmo a vida em geral, nesse caso é vivenciado como algo opressivo. O esgotamento pode levar a um estado de depleção e fadiga que se transforma em sensação de derrota, de falta de esperança, de impotência, fazendo crer que se é incapaz de encontrar uma saída para os problemas. Isso pode ser vivenciado com tanta intensidade, que as pessoas, às vezes, não conseguem continuar no emprego e pedem demissão. O progresso do esgotamento não raro passa despercebido, deixando as pessoas com uma sensação negativa a respeito de si mesmas e de seu trabalho, e pouco a pouco elas perdem o contato com a capacidade de sentir compaixão. Às vezes, chama-se isso de fadiga da compaixão, que tem sido descrita como um esgotamento minimamente tratado. Não raro, os membros mais conscienciosos da equipe são os mais vulneráveis ao esgotamento.

As pessoas que vinham para nossas aulas porque tinham empregos estressantes descobriam que não estavam apenas aprendendo técnicas que poderiam ser usadas para lidar com o estresse no trabalho e que ajudavam a evitar o acúmulo do esgotamento. Também aprendiam uma série de técnicas a respeito de um modo geral de ser que as auxiliava a se relacionar com diversas situações e experiências da vida. Compreenderam então que esses métodos também poderiam beneficiar outras pessoas, e queriam transmiti-los aos colegas de trabalho, bem como aos pacientes e clientes.

Quando começamos a levar esses métodos para hospitais e organizações a fim de mostrar diretamente aos membros das equipes como usá-los em prol de si mesmos e em benefício dos pacientes e dos clientes, tivemos que introduzir, por consequência, o método da meditação. Não podíamos nem mesmo pronunciar essa palavra, porque à vezes ela criava medo e desconfiança excessivos. Tínhamos que chamá-la de outra coisa, de modo que estudamos os mais diferentes tipos de livros para obter ideias sobre uma terminologia que nos permitisse introduzir o método sem usar a palavra *meditação*. Decidimos usar a expressão *controle do estresse*.

Controle do estresse para enfermeiros

Em 1987, fui convidada para levar métodos de meditação ao St. Joseph's, uma grande clínica para doentes terminais em Hackney, na área leste de Londres. Foi no St. Joseph's que Dame Cicely Saunders introduzira pela primeira vez sua abordagem ao controle da dor, que teve repercussão no mundo inteiro, abordagem esta direcionada para todos os tipos de dor, entre eles os aspectos sociais, emocionais e espirituais do sofrimento. Ela foi pioneira no controle da dor física de pessoas em estado agonizante por meio do uso de doses regulares de analgésicos à base de morfina. Naquela época, o St. Joseph's oferecia um curso, reconhecido pelo English National Board for Nursing, Midwifery and Health Visiting, sobre os cuidados com pacientes em estado agonizante. Foi nesse curso que apresentamos o "controle do estresse" e começamos a apresentar as técnicas básicas da meditação — o que hoje provavelmente seria chamado de atenção plena — para enfermeiros que vinham do mundo inteiro a fim de receber o treinamento na clínica.

Dois temas emergiram com rapidez dos cerca de trinta enfermeiros sentados em silêncio durante cinco minutos, sem fazer nada a não ser se conscientizar do próprio corpo e observar a respiração. O primeiro foi uma preocupação com a maneira como passavam o tempo com os pacientes. Alguns enfermeiros reconheceram que tinham que administrar com tanta pressa a carga de trabalho que não conseguiam dedicar alguns momentos a levar um pouco de paz para os pacientes em estado agonizante. Também sentiam que tinham que demonstrar estar realizando coisas, sempre ocupados, e que simplesmente se sentar e ficar ao lado de um paciente não era justificável. Uma das consequências desse ciclo de trabalho era que sequer queriam fazer uma pausa e estar presentes para o paciente; os enfermeiros achavam muito difícil diminuir o ritmo de trabalho para fazer isso. Sendo assim, estruturamos a meditação da atenção plena no contexto do entendimento da reação de lutar ou fugir de Walter Cannon; no trabalho de Hans Selye, o endocrinologista que demonstrou pela primeira vez a existência do estresse; e adaptando com audácia o método de Herbert Benson de "induzir a resposta de relaxamento". Examinamos então maneiras práticas de levar esse entendimento aos enfermeiros. A intenção era de que pudessem aprender novos hábitos de atenção plena no trabalho e criar maneiras de evitar se sobrecarregar, o que reduziria os efeitos do estresse. Isso possibilitaria que estivessem mais presentes com os pacientes e aprimorassem os cuidados a ser ministrados.

Compartilhei um método muito simples com os enfermeiros chamado Folga de Cinco Minutos. Esse método, desenvolvido por Sogyal Rinpoche, era uma maneira simples pela qual pessoas que estivessem muito ocupadas podiam encontrar tempo para se sentar em silêncio durante cinco minutos por dia e deixar a mente relaxar e se acalmar enquanto concentravam a atenção em alguma coisa, como a própria respiração. Depois de estabelecer essa meta a si mesmas, poderiam então, pouco a pouco, prolongar o tempo que passavam meditando a cada dia.

Exercício

Folga de Cinco Minutos

Se a meditação é algo novo para você, ou se você normalmente medita de olhos fechados, talvez possa experimentar fazer este exercício de olhos abertos. Também sugiro que mantenha as costas eretas, porém não completamente rígidas, pois assim a energia vai circular melhor no seu corpo, favorecendo a meditação, se conseguir permanecer alerta. Se você sentir que sua mente está muito ativa, pode direcionar o olhar levemente para baixo, e, caso se sinta um pouco sonolento, pode voltar os olhos para cima.

Fazemos isso em três etapas simples. Sogyal Rinpoche frequentemente dizia o seguinte: "Estamos espalhados por toda parte e ninguém fica em casa". Assim sendo, primeiro *trazemos nossa mente para casa*. Simplesmente deixamos que todos os pensamentos esparsos venham para casa, e nos permitimos estar mais presentes. Não pensamos no passado nem antevemos o futuro. Ao fazer isso, podemos ter a sensação de estar aqui, agora, no nosso corpo, sentindo-o na cadeira. Ao fazer isso, podemos perceber um aconchego e uma profunda sensação de receptividade. Fazemos isso durante um minuto.

Agora, a segunda etapa: *liberar*. Liberamos qualquer retenção ou tensão que possamos estar sentindo. Simplesmente deixamos que ela vá embora, da mesma maneira como abriríamos um punho cerrado. Quanto soltamos o ar, abandonamos ao mesmo tempo qualquer tensão que possamos estar sentindo; ao fazer isso, concedemos um espaço a nós mesmos. Ao simplesmente observar a respiração entrando e saindo, nos permitimos ter uma sensação de amplidão e abertura. Podemos fazer isso durante dois minutos.

Terceira etapa: *relaxar*. Deixamos que nossa mente se acomode naturalmente, acolhendo de modo favorável quaisquer pensamentos que encontremos nela. Deixamos que ela seja um anfitrião afável que dá as boas-vindas a todos os convidados, oferecendo perfeita atenção a cada um sem passar tempo demais conversando com eles, e em seguida dirigindo-se ao seguinte para lhe dar as boas-vindas também. Apenas nos familiarizamos com nosso eu natural, com nossa mente natural, deixando a mente sossegada, o máximo possível, em um estado de paz natural. Fazemos isso por cerca de mais dois minutos.

Agora, entre em contato consigo mesmo. Como está se sentindo? Parece natural? Gostaria de continuar dessa maneira na sua vida? Há um conhecido ditado tibetano que é traduzido assim: "A meditação não é, acostumar-se é". É esse espírito que procuramos levar para nossa prática, esse sentimento de naturalidade e de nos acostumarmos à meditação.

Quando encerramos a meditação de cinco minutos, tentamos levar esse sentimento conosco para nossa atividade. Gradualmente, à medida que fazemos isso com mais frequência em nossa vida, descobrimos que realizamos as coisas com mais naturalidade e de maneira um pouco diferente.

Podemos seguir esse método levando a atenção à respiração. No entanto, nem todo mundo se sente à vontade fazendo isso, de modo que podemos usar o método de focalizar a atenção olhando para um objeto, como um vaso de flores, uma pedra ou uma vela — o que quer que funcione melhor para cada pessoa.

As pessoas constataram que se sentar assim durante cinco minutos por dia era uma maneira extremamente eficiente e simples de ajudar a si mesmas a diminuir o ritmo e se tornar mais centradas, além de entrar em contato consigo mesmas. Depois, à medida que o dia ia avançando, descobriam que esse método lhes possibilitava ficar mais atentas, mais conscientes de si mesmas e, é claro, mais conscientes de como agiam com os outros. O método também enfatizava como manter esse modo de ser mais presente na atividade depois dos cinco minutos de meditação. Os enfermeiros discutiram como poderiam integrar mais o espírito desse sentimento em seu trabalho. Um dos métodos desenvolvidos envolvia colocar uma pequena marca colorida no relógio, de maneira que, cada vez que um enfermeiro olhasse para o relógio para consultar a hora, essa marca seria um lembrete para que diminuísse o ritmo e voltasse a se conectar consigo mesmo. Outro método era o seguinte: quando o telefone tocava, a pessoa fazia uma pequena pausa, inalava e soltava o ar, e só então atendia a ligação.

O segundo tema que emergiu da experiência da meditação de cinco minutos foi que a equipe de enfermagem na clínica passava regularmente pela experiência da morte dos pacientes. Ocasionalmente, os enfermeiros vivenciavam um sentimento de perda esmagador quando um paciente morria, e essa reação inesperada fazia com que se sentissem culpados, já que achavam que não era profissional sentir esse pesar, portanto tudo o que se limitavam a fazer era refrear os sentimentos. A repressão desses sentimentos se tornava mais visível quando os enfermeiros passavam um período, mesmo que breve, meditando. Assim sendo, decidimos criar grupos simples de apoio, que começavam com as pessoas sentadas durante alguns momentos em silêncio, e nos quais os enfermeiros podiam conversar em particular a respeito das suas experiências, recebendo o apoio solidário dos colegas.

Meditação para a equipe da prisão

Também levei esses métodos para outros locais de trabalho. Em 1992, um colega que era agente penitenciário graduado e eu levamos esses métodos de meditação da atenção plena como treinamento para agentes penitenciários, agentes de liberdade condicional e o pessoal administrativo da Pentonville Prison, na área norte de Londres, que atualmente tem acomodação para mais de 1.200 prisioneiros. O trabalho em uma prisão é altamente estressante. Sabe-se que os funcionários penitenciários têm um índice elevado de doenças cardíacas, em particular os que já estão no serviço há muitos anos, e pesquisas demonstraram que eles não tendem a viver muito tempo depois que se aposentam.[3] Em Pentonville, a administração decidira atacar o problema dos níveis elevados de estresse e de pedidos de demissão entre os funcionários criando uma oportunidade semanal para que a equipe passasse uma hora aprendendo diferentes técnicas destinadas a reduzir o estresse. Isso era conhecido como *happy hour*, que não era o seu título oficial, mas a equipe o chamava assim. Uma das opções oferecidas nessa hora educativa era o aprendizado de métodos de relaxamento físico e mental.

Nós ainda chamávamos o treinamento de "controle do estresse". No entanto, começamos a usar a palavra *meditação* quando levamos ao conhecimento de vinte membros da equipe diferentes métodos de meditação da atenção plena ao longo de dez sessões semanais. Mostramos à equipe o método da Folga de Cinco Minutos e maneiras específicas de usar a respiração ou olhar para um objeto como foco. Além disso, apresentamos com ousadia o que hoje seria chamado de escaneamento do corpo, incluindo uma sessão na qual usávamos o método de meditar ouvindo uma música suave.[4]

Oferecemos um fórum dentro de cada sessão no qual os membros da equipe podiam discutir como usavam esses métodos e obter orientação e estímulo adicionais quando fossem necessários. Muitos observaram que o processo os afetava de modo muito profundo, às vezes até mesmo visível para os outros. Um dos jovens agentes relatou o seguinte: "Os homens nos corredores da prisão disseram que estou mais relaxado do que no mês passado". Haviam lhe perguntado se andava malhando nos aparelhos de exercício. Um agente mais velho, que sofria de um grave zumbido nos ouvidos havia vários anos, descobriu que tinha melhorado consideravelmente depois de meditar diariamente durante um mês. O programa foi considerado muito bem-sucedido, e depois das primeiras dez semanas muitos dos agentes penitenciários e membros do quadro de pessoal continuaram com um segundo e terceiro curso de instrução, aprendendo a meditar sob a orientação do chefe de disciplina da prisão.

Esse projeto durou quase dois anos. Descobrimos que, quando as pessoas que trabalhavam nas condições estressantes de uma prisão eram apresentadas a simples métodos de meditação, elas ficavam menos estressadas, mais relaxadas, e eram mais capazes de se relacionar com seus colegas e outras pessoas no local de trabalho, inclusive com os próprios prisioneiros. Além de descobrir que se sentiam mais relaxadas e que o relacionamento com os outros ficava mais fácil, elas também constataram que a sua capacidade de sentir empatia e compaixão pelas demais pessoas tinha aumentado, o que parecia ser um componente natural da meditação. Quando um agente de cabelos grisalhos fez uma breve exposição de fatos, em um fórum, a respeito de como meditar enfim lhe permitira entrar em contato com a dor que sentia com a perda da esposa, ele ficou claramente surpreso quando outros na sala o incentivaram a falar mais sobre seus sentimentos. A solidariedade natural dessas pessoas, resultante do fato de meditarem juntas, pareceu possibilitar essa abertura.

A empatia e a compaixão também podem ser deliberadamente cultivadas por meio da meditação. Um dos métodos de compaixão que ensinamos no Programa de Cuidados Espirituais é uma breve contemplação da compaixão, chamada Vendo a Pessoa como Outro Você. Ela é extraída de uma série de práticas budistas concebidas para treinar a mente a desenvolver a compaixão.

Uma das maneiras mais proveitosas de despertar nossa compaixão natural e inerente é por meio desse simples método de considerar os outros como sendo o mesmo que nós. Quando cuidamos de outras pessoas, podemos sentir que nossa compaixão às vezes fica bloqueada, e depois não sabemos mais como ajudá-las. Não raro podemos até mesmo esquecer que elas são humanas, como nós, e as vemos apenas como "números" ou "pacientes". Em vez de avaliar a pessoa à luz de toda a sua história de dor e sofrimento, aos quais talvez não saibamos como reagir de modo adequado, podemos considerá-la apenas como outro ser humano, exatamente como nós. Se pudermos parar ao menos por um minuto e começar a ver a pessoa dessa maneira, isso pode provocar um maior entendimento humano, e a compaixão acaba sendo desbloqueada.

Olhamos para qualquer outra pessoa com nossa imaginação e vemos que ela é exatamente como nós, com as mesmas necessidades, os mesmos receios, o mesmo desejo fundamental de ser feliz e evitar o sofrimento. Quando damos outro passo e nos colocamos no lugar da outra pessoa, compreendemos que, assim como não desejamos o sofrimento e ansiamos pela felicidade, essa pessoa também deseja evitar o sofrimento e ter felicidade. Podemos então nos sentir mais dispostos a estar presentes em relação a essa pessoa, a compreendê-la e aceitá-la. O Dalai Lama escreveu o seguinte: "Afinal de contas, todos os seres humanos são iguais — são feitos de carne, ossos e sangue. Todos queremos a felicidade e evitar o sofrimento. Além disso, todos temos o mesmo direito de ser felizes. É importante compreender a nossa equivalência como seres humanos".[5]

Essa meditação pode abrir uma porta entre nós e qualquer pessoa com quem tenhamos dificuldades, e pode ser especialmente proveitosa quando achamos difícil entrar em contato com nossa compaixão por alguém, ou até mesmo imaginar o sofrimento dessa pessoa. Também é um bom método a ser usado quando nos sentimos esgotados ou oprimidos pelo trabalho, e até mesmo atolados pelo fato de tantas pessoas precisarem dos nossos cuidados. Se pudermos de fato considerar cada pessoa que estamos ajudando como única, como outra de nós, e se conseguirmos lembrar quanto nossos cuidados podem significar para a pessoa, isso pode nos inspirar, nos transformar e nos ajudar a superar a exaustão, porque a compaixão é verdadeiramente revigorante.

Antes de iniciar essa meditação, vamos escolher uma pessoa a quem dedicá-la. Pode ser desafiador tentar efetivamente gerar compaixão por alguém, de modo que podemos escolher uma pessoa com quem gostaríamos de nos comunicar mais, mas com quem temos dificuldade para conversar. Pode ser um cliente, um paciente ou um colega de trabalho. Talvez tenhamos uma história com essa pessoa, talvez ela nos deixe irritados, talvez não saibamos como ajudá-la, ou ela pode ser muito retraída ou fechada. Quando começamos a treinar esse método, é melhor não escolher alguém que represente nosso pior desafio.

Exercício

Vendo a Pessoa como Outro Você

Comece sentando-se de maneira tranquila e confortável, em alerta porém relaxado, apenas se permitindo ficar presente. Se achar mais fácil fechar os olhos, você pode fazer isso.

Inicialmente, reflita sobre o fato de que somos todos humanos. Cada um de nós é igual, no sentido de que todos queremos ser felizes e todos desejamos a satisfação, e todos queremos evitar a dor e o sofrimento.

Pense em alguém a quem deseje dedicar esta prática, alguém que você conheça, que esteja tendo dificuldades na vida. Você pode imaginar a pessoa diante de você, da maneira como a viu recentemente. Procure sentir que essa pessoa está presente com você agora.

Pense em como você realmente gostaria de se comunicar plenamente com essa pessoa. Pergunte a si mesmo o que está atrapalhando a comunicação entre vocês. É o medo de ser mal interpretado? Ou talvez você não saiba o que está atrapalhando a comunicação. Observe o que surge quando olha para essa pessoa.

Agora, em vez de ver a pessoa no papel ou modo de ser habitual dela, pense nela como "outro você". Considere essa pessoa idêntica a você.

Essa pessoa tem as mesmas esperanças e receios, o mesmo desejo profundo de obter felicidade e circunstâncias favoráveis na vida. Ela também sente o mesmo medo profundo de sofrer, tem o mesmo desejo de se livrar de todo tipo de dor e sofrimento, e tem a experiência dela de medo, rejeição, tristeza ou raiva. Portanto, de todas as maneiras, você pode considerar a pessoa que está diante de você como igual a você, apenas outro você.

Agora, você pode abrir seu coração, sentindo compaixão ao desejar que essa pessoa possa se livrar do sofrimento dela. Depois de permanecer por alguns momentos com esse sentimento, pode desejar o bem da pessoa e deixar que a imagem dela desapareça, voltando à sua meditação. E, quando sentir que está pronto, abra os olhos e se deixe envolver por quaisquer bons sentimentos que esteja sentindo.

Esta é uma reflexão sobre a compaixão muito simples que podemos fazer rapidamente antes de visitar alguém que esteja em sofrimento. Podemos fazê-la durante apenas alguns segundos, lembrando: *Essa pessoa é igual a mim. Essa pessoa é apenas outro eu.*

Se quiser levar o processo mais adiante, durante alguns momentos, no final da meditação, você pode até mesmo se colocar no lugar da pessoa e imaginar que está trocando de lugar com ela, que está se tornando ela, vendo assim como o mundo é para ela.[6]

Tentei oferecer um vislumbre da riqueza dessa antiga tradição que agora estamos herdando. Mestres e especialistas inseridos na tradição budista trouxeram esse conhecimento prático para o Ocidente mais ou menos ao longo dos últimos quarenta anos. Gradativamente e com paciência, eles revelaram essas pérolas da prática da meditação e da sabedoria do treinamento da compaixão, apresentando-nos esses métodos simples e sutis, na esperança de que encontrássemos maneiras de integrá-los ao trabalho e à vida no Ocidente. Particularmente agora, podemos levar esses métodos imbuídos de sabedoria e compaixão para o mundo dos cuidados com a saúde e da assistência social, para aprimorar a já excelente ministração de cuidados oferecida a clientes e pacientes. Tentei mostrar como esses métodos podem proporcionar cuidados para os próprios cuidadores, podendo também ser plenamente incorporados a estratégias do cuidado consigo mesmo, como antídoto contra o esgotamento e o estresse. Esses métodos podem ser usados de maneira benéfica até mesmo por aqueles que trabalham em ocupações extremamente difíceis e estressantes, como em prisões, podendo melhorar o bem-estar dos membros da equipe, o que, com esperança, também causará um efeito benéfico em relacionamentos com colegas, familiares e todos aqueles que são encontrados ao longo de um dia de trabalho.

Tentamos ativamente disseminar o máximo possível esse conhecimento prático, e creio que seja totalmente certo afirmar que se trata de algo que precisamos continuar com empenho a trazer para o Ocidente. Como Sogyal Rinpoche escreveu em *The Tibetan Book of Living and Dying*:

O que é compaixão? Não é simplesmente um sentimento de solidariedade ou interesse pela pessoa que está sofrendo, não é simplesmente um calor no coração pela pessoa que está diante de nós, ou uma intensa clareza de reconhecimento das necessidades e da dor dela. É também a determinação constante e prática de fazer tudo o que for possível e necessário para ajudar a aliviar seu sofrimento.[7]

Notas

INTRODUÇÃO

1. "They Thought Something Was Wrong with the Machine", *View: The Rigpa Journal*, nº 3 (agosto de 2009): pp. 42-7.
2. Antoine Lutz *et al.*, "Long-Term Meditators Self-Induce High-Amplitude Gamma Synchrony during Mental Practice", *Proceedings of the National Academy of Science* 101, nº 46 (2004): pp. 16.369-373.
3. Joel Stein *et al.*, "Just Say Om", *Time*, 4 de agosto de 2003, pp. 48-56; James Shreeve, "Beyond the Brain", *National Geographic,* março de 2005, pp. 2-31.
4. A pesquisa mencionada nessa lista é apresentada nos Capítulos 4 e 6 deste livro.

Capítulo 1

1. Shantideva, *Bodhicharyavatara: The Way of the Bodhisattva* (Boston: Shambhala, 1997), Capítulo 5, versos 2-3; consulte também versículos 5-6.
2. *The Dhammapada: The Sayings of the Buddha*, traduzido por Thomas Byrom (Boston: Shambhala, 1993), Capítulo 1, versículos 1-2.
3. William Shakespeare, *Hamlet,* ato 2, cena 2, versos 256-57.
4. Shantideva, *Bodhicharyavatara,* Capítulo 1, versículos 28.
5. John Milton, *Paradise Lost,* livro 1, versos 254-55.
6. De "A Meeting of Minds: His Holiness the Dalai Lama and Professor Aaron T. Beck in Conversation", vídeo filmado no Congresso Internacional da Convenção de Psicoterapia Cognitiva de 2005 (Göteborg,

Suécia, 13 de junho de 2005). Disponível em: <www.youtube.com/watch?v=OyaD2kxEZcA>. Acesso em: 3 de dezembro de 2014.
7. Blaise Pascal, *Pensées*, nº 139.
8. Os três métodos — usar uma imagem, o som de um mantra e concentrar-se na respiração — também podem ser combinados em um só, no que chamei de "prática unificada". Consulte Sogyal Rinpoche, *The Tibetan Book of Living and Dying* (São Francisco: Harper-SanFrancisco, 2002), pp. 69-74.
9. Sogyal Rinpoche, *Tibetan Book of Living and Dying*, p. 73.
10. Longchenpa, "Self Liberation in the Nature of Mind" ("Semnyi Rangdrol").
11. Sogyal Rinpoche, *Tibetan Book of Living and Dying*, p. 76.

Capítulo 3

1. Consulte o capítulo 6.
2. *Ibidem*.

Capítulo 4

1. Clifford D. Saron e Richard J. Davidson, "The Brain and Emotions", in *Healing Emotions: Conversations with the Dalai Lama on Mindfulness, Emotions, and Health*, organizado por Daniel Goleman (Boston: Shambhala, 1997), pp. 67-88. Para saber mais a respeito do Mind and Life Institute, visite <www.mindandlife.org>. Acesso em: 4 de dezembro de 2014.
2. B. Alan Wallace descreve a meditação *shamatha* como um "caminho de desenvolvimento da atenção que culmina em uma atenção que pode ser sustentada por horas a fio". B. Alan Wallace, *The Attention Revolution: Unlocking the Power of the Focused Mind* (Somerville: Wisdom Publications, 2006), p. xii.
3. A eletroencefalografia envolve registrar e interpretar, de maneira não invasiva, a atividade elétrica originária do cérebro por meio de eletrodos fixados à superfície do crânio. Essas minúsculas "ondas cerebrais" oscilantes podem ser usadas para estimular a ativação de diferentes regiões do cérebro quando o voluntário está descansando ou executando diferentes tarefas

perceptivas, cognitivas ou emocionais. A atividade elétrica do cérebro se altera em um padrão previsível durante o ciclo de sono-estado desperto. Estímulos repetidos podem ser usados para extrair potenciais relacionados com o evento que reflitam processos perceptivos, cognitivos e motores relacionados com o desempenho da tarefa.

4. Zara Houshmand *et al.*, "Training the Mind: First Steps in a Cross-Cultural Collaboration in Neuroscientific Research", *in Visions of Compassion: Western Scientists and Tibetan Buddhists Examine Human Nature*, organizado por Richard J. Davidson e Anne Harrington (Nova York: Oxford University Press, 2001), pp. 3-17.

5. O projeto foi fundado com a doação 2191 do Fetzer Institute e da Hershey Family Foundation, Tan Teo Foundation, Yoga Research and Education Foundation, Mental Insight Foundation, Baumann Foundation, Santa Barbara Institute for Consciousness Studies, Grant Couch and Louise Pearson e Caroline Zecca-Ferris, bem como de outras pessoas e doadores anônimos. O Projeto Shamatha foi adicionalmente subsidiado por um prêmio de pesquisa F. J. Varela do Mind and Life Institute recebido por Manish Saggar, uma bolsa de estudos de pós-doutorado do Social Sciences and Humanities Research Council of Canada para Baljinder K. Sahdra, e bolsas de estudo de pré-doutorado da National Science Foundation para Katherine A. MacLean e Anahita B. Hamidi. O patrocínio na forma de publicidade para o recrutamento de participantes e serviços com descontos foi proporcionado pelo Shambhala Mountain Center e por um empréstimo em espécie do Mind and Life Institute.

Primeiro esboço da equipe do projeto:

Clifford Saron (pesquisador principal), Universidade da Califórnia, Davis; e B. Alan Wallace (diretor contemplativo), Santa Barbara Institute for Consciousness Studies.

Pesquisadores adicionais associados à Universidade da Califórnia, Davis: Karen Bales, Emilio Ferrer, G. Ron Mangun, Erika Rosenberg e Philip Shaver.

Estagiários científicos na Universidade da Califórnia, Davis (com as suas afiliações atuais se não for na UC Davis): Stephen Aichele; David

Bridwell, Mind Research Network, Albuquerque, N. M.; Hirokata Fukushima, Universidade Kansai, Osaka, Japão; Anahita Hamidi; Tonya Jacobs; Brandon King; Shiri Lavy, Ariel University Center of Samaria; Katherine MacLean, Universidade Johns Hopkins; Baljinder Sahdra, Universidade de Western Sydney, Austrália; Anthony Zanesco; Manish Saggar, Universidade Stanford.

Cientistas consultores e outros pesquisadores: Beth Adelson, Universidade Rutgers; John J. B. Allen, Universidade do Arizona; Ruth Baer, Universidade do Kentucky; Elizabeth Blackburn, Universidade da Califórnia, San Francisco; Jens Blechert, Universidade de Salzburg, Áustria; Richard Davidson, Universidade de Wisconsin, Madison; Mingzhou Ding, Universidade da Flórida, Gainesville; Firdaus Dhabhar, Universidade Stanford; Ezequiel di Paolo, Ikerbasque Basque Foundation for Science, San Sebastián, Espanha; Paul Ekman, Universidade da Califórnia, San Francisco; Elissa Epel, Universidade da Califórnia, São Francisco; Barry Giesbrecht, Universidade da Califórnia, Santa Barbara; Igor Grossman, Universidade de Waterloo, Ontário, Canadá; Paul Grossman, Hospital Universitário de Basileia, Suíça; Amishi Jha, Universidade de Miami; Jue Lin, Universidade da Califórnia, São Francisco; Margaret Kemeny, Universidade da Califórnia, São Francisco; Antoine Lutz, Centre de Recherche de Neurosciences de Lyon, Lyon, França; Synthia Mellon, Universidade da Califórnia, São Francisco; Gregory Miller, Universidade de Delaware; Charles Raison, Universidade do Arizona; Matthieu Ricard, Mosteiro Shechen, Nepal; Jonathan Schooler, Universidade da Califórnia, Santa Barbara; Jonathan Smallwood, Max Planck Institute for Human Cognitive and Brain Sciences, Leipzig, Alemanha; Akaysha Tang, Universidade do Novo México; Ewa Wojciulik, Vanier College, Quebec; Owen Wolkowitz, Universidade da Califórnia, São Francisco; Susan Bauer-Wu, Universidade da Virgínia.

6. A mandala de areia é uma prática budista tibetana na qual instrumentos especiais são usados para criar meticulosamente uma complexa mandala com areia colorida. Quando concluída, a mandala de areia é cuidadosa e cerimonialmente destruída, para simbolizar a natureza transitória da vida material.

7. Essas práticas são descritas em detalhe em Wallace, *Attention Revolution,* e B. Alan Wallace, *The Four Immeasurables: Practices to Open the Heart* (Ithaca, N. Y.: Snow Lion Publications, 2010).
8. As tarefas de atenção incluíam o teste de Stroop de cores e palavras, o teste de Eriksen-Flanker, a Atenção Espacial de Orientação Velada (Posner), tarefa de detecção contínua da linha-alvo, tarefa de detecção contínua do círculo-alvo, tarefa de contínua inibição da reação à linha, tarefa da Operação Amplitude e tarefas da mente distraída. As tarefas relacionadas com a emoção incluíam a tarefa de decisão lexical motivada pela emoção, o Teste de Microexpressões, surpresa modulada pela emoção, tarefa de empatia de Levenson e Ruef, tarefa de lembrança do filme por sugestão emocional, Teste de Atitude Implícita para gordo-magro e a tarefa de piscar com atenção modulada pela emoção.
9. A resiliência é descrita pelos psicólogos que criaram esse questionário como sendo "tão excessivamente controlada quanto necessário e tão subcontrolada quanto possivel". Jack Block e Adam M. Kremen, "IQ and Ego-resiliency: Conceptual and Empirical Connections and Separateness", *Journal of Personality and Social Psychology* 70, nº 2 (1996): pp. 349-61.
10. Baljinder K. Sahdra *et al.*, "Enhanced Response Inhibition during Intensive Meditation Predicts Improvements in Self-Reported Adaptive Socioemotional Functioning", *Emotion* 11, nº 2 (2011): pp. 299-312.
11. Tonya L. Jacobs *et al.*, "Self-Reported Mindfulness and Cortisol Dynamics during a Shamatha Meditation Retreat", *Health Psychology* (no prelo).
12. Elissa S. Epel *et al.*, "The Rate of Leukocyte Telomere Shortening Predicts Mortality from Cardiovascular Disease in Elderly Men", *Aging* 1, nº 1 (2009): pp. 81-8.
13. Elissa S. Epel *et al.*, "Accelerated Telomere Shortening in Response to Life Stress", *Proceedings of the National Academy of Sciences of the United States of America* 101, nº 49 (2004): pp. 17312-15.
14. Dean Ornish *et al.*, "Increased Telomerase Activity and Comprehensive Lifestyle Changes: A Pilot Study", *Lancet Oncology* 9, nº 11 (2008): pp. 1048-57.

15. Tonya L. Jacobs *et al.*, "Intensive Meditation Training, Immune Cell Telomerase Activity, and Psychological Mediators", *Psychoneuroendocrinology* 36, nº 5 (2011): pp. 664-81.
16. Elissa S. Epel *et al.*, "Can Meditation Slow Rate of Cellular Aging? Cognitive Stress, Mindfulness, and Telomeres", *Annals of the New York Academy of Sciences* 1172 (2009): pp. 34-53.
17. Consulte Jon Kabat-Zinn e Mark Williams (orgs.), "Mindfulness: Diverse Perspectives on Its Meaning, Origins, and Multiple Applications at the Intersection of Science and Dharma", edição especial, *Contemporary Buddhism: An Interdisciplinary Journal* 12, nº 1 (2011).
18. Ruth A. Baer *et al.*, "Using Self-Report Assessment Methods to Explore Facets of Mindfulness", *Assessment* 13, nº 1 (2006): pp. 27-45.
19. Carol D. Ryff, "Happiness Is Everything, or Is It? Explorations on the Meaning of Psychological Well-Being", *Journal of Personality and Social Psychology* 57, nº 6 (1989): pp. 1069-081; Oliver P. John e Sanjay Srivastava, "The Big Five Trait Taxonomy: History, Measurement and Theoretical Perspectives", in *Handbook of Personality: Theory and Research*, 2ª ed., organizado por Lawrence A. Pervin e Oliver P. John (Nova York: Guilford Press, 1999), pp. 102-38.
20. Katherine A. MacLean *et al.*, "Intensive Meditation Training Leads to Improvements in Perceptual Discrimination and Sustained Attention", *Psychological Science* 21, nº 6 (2010): pp. 820-30. Katherine MacLean era aluna da pós-graduação de psicologia da Universidade da Califórnia, Davis, quando essa pesquisa começou.
21. Katherine A. MacLean *et al.*, "Effects of Intensive Meditation Training on Sustained Attention: Changes in Visual Eventrelated Potentials, Ongoing EEG and Behavioral Performance", programa nº 873.1, *2009 Neuroscience Meeting Planner* (Chicago: Society for Neuroscience, 2009), disponível on-line.
22. Sahdra *et al.*, "Enhanced Response Inhibition during Intensive Meditation".
23. Paul Ekman e Walter V. Friesen, "Measuring Facial Movement", *Environmental Psychology and Nonverbal Behavior* 1 (1976): pp. 56-75.

24. Erika L. Rosenberg *et al.*, "Meditation and the Plasticity of Emotion: Facial Expression and the Unfolding of Emotional Responses to Suffering", em preparação.
25. Meu amigo e colega Paul Grossman, do Hospital Universitário de Basileia, na Suíça, e eu criamos esse nome.
26. Uma lista de espera do grupo de controle foi definida como se segue: "Em uma pesquisa que lida com resultado de terapia, um grupo de controle em lista de espera é um grupo designado para uma lista de espera a fim de receber uma intervenção depois que o grupo de tratamento ativo recebe. O grupo de controle de lista de espera tem a finalidade de proporcionar uma comparação sem tratamento para o grupo de tratamento ativo, ao mesmo tempo que dá aos participantes que estão na lista a oportunidade de obter a intervenção em data futura" (disponível em: <http://depression.about.com/od/glossaryw/g/Wait-List-Control-Group.htm>; acesso em: 4 de dezembro de 2014).
27. Para obter detalhes sobre a Inaugural Templeton Prize Research Grant, subsidiada pela John Templeton Foundation, consulte o site disponível em: <http://news.ucdavis.edu/search/news_detail.lasso?id=10420>. Acesso em: 4 de dezembro de 2014.

    Para mais informações sobre o Projeto Shamatha, consulte o site disponível em: <http://mindbrain.ucdavis.edu/labs/Saron/shamatha-project/>. Acesso em: 4 de dezembro de 2014.
28. Desejo agradecer a Anahita Hamidi pela substancial, esclarecedora e paciente ajuda na edição deste capítulo, e a Andy Fraser por editá-lo adicionalmente e por orientar o processo com tanta harmonia.

Capítulo 5

1. Discutido com mais detalhes no Capítulo 6.
2. Consulte o Capítulo 4.
3. Tarthang Tulku, *Openness Mind: Self-Knowledge and Inner Peace through Meditation* (Cazadero, Califórnia: Dharma Publishing, 1990), p. 51.

Capítulo 6

1. Kimberly Goldapple et al., "Modulation of Cortical-Limbic Pathways in Major Depression", *Archives of General Psychiatry* 61, nº 1 (2004): pp. 34-41.
2. Andrea Mechelli et al., "Structural Plasticity in the Bilingual Brain: Proficiency in a Second Language and Age at Acquisition Affect Grey-Matter Density", *Nature* 431 (2004): p. 757; Christian Gaser e Gottfried Schlaug, "Brain Structures Differ between Musicians and Non-Musicians", *Journal of Neuroscience* 23, nº 27 (2003): pp. 9240-245.
3. Bogdan Draganski et al., "Changes in Grey Matter Induced by Training", *Nature* 427 (janeiro de 2004): pp. 311-12.
4. Stefan J. Borgwardt et al., "Regional Gray Matter Volume in Monozygotic Twins Concordant and Discordant for Schizophrenia", *Biological Psychiatry* 67, nº 10 (2009): pp. 956-64.
5. Britta K. Hölzel et al., "Investigation of Mindfulness Meditation Practitioners with Voxel-Based Morphometry", *Social Cognitive and Affective Neuroscience* 3, nº 1 (2008): pp. 55-61.
6. Britta K. Hölzel et al., "Mindfulness Practice Leads to Increases in Regional Brain Gray Matter Density", *Psychiatry Research: Neuroimaging* 191, nº 1 (2011): pp. 36-43.
7. Rupshi Mitra et al., "Stress Duration Modulates the Spatiotemporal Patterns of Spine Formation in the Basolateral Amygdala", *Proceedings of the National Academy of Sciences of the United States of America* 102, nº 26 (2005): pp. 9371-376.
8. Ajai Vyas et al., "Recovery after Chronic Stress Fails to Reverse Amygdaloid Neuronal Hypertrophy and Enhanced Anxietylike Behavior", *Neuroscience* 128, nº 4 (2004): pp. 667-73.

Capítulo 7

1. No presente contexto, para reconhecer o caráter universal e a aplicabilidade do dharma, uso o termo com *d* minúsculo, exceto nas circunstâncias muito específicas em que ele representa os ensinamentos budistas tradicionais dentro de um contexto explicitamente budista. Consulte Jon Kabat-Zinn,

"Some Reflections on the Origins of MBSR, Skillful Means, and the Trouble with Maps", *in* Mark Williams e Jon Kabat-Zinn, *Mindfulness: Diverse Perspectives on Its Meaning, Origins, and Applications* (Londres: Routledge, 2013), pp. 281-306, publicado pela primeira vez como "Special Issue on Mindfulness" *in Contemporary Buddhism* 12, nº 1 (2011).
2. Consulte Jon Kabat-Zinn, "Orthogonal Reality—Rotating in Consciousness", *in* Jon Kabat-Zinn, *Coming to Our Senses: Healing Ourselves and the World through Mindfulness* (Nova York: Hyperion, 2005), pp. 347-52.
3. Francisco Varela (1946-2001) foi cofundador do Mind and Life Institute e polímata, sendo pensador, filósofo, cientista e praticante do Dharma. Consulte Francisco Varela, Evan Thompson e Eleanor Roach, *The Embodied Mind* (Cambridge, Mass.: MIT Press, 1992; 2ª ed., 2013).
4. Descartes foi o pai da visão filosófica de que a realidade estava dividida em *res cogitans*, com frequência traduzido como "substância de pensamento", o domínio do imaterial, da mente ou da alma, da consciência, e *res extensa*, com frequência traduzido como "substância extensa", ou substância material, o domínio do corpo e do mundo. Isso deu início a uma divisão entre o domínio da mente e o domínio do corpo, uma visão fundamentalmente dualista, embora totalmente compreensível, que influenciou o pensamento científico ocidental durante séculos. É somente agora que essa visão está sucumbindo a novas interpretações da biologia de que não há nenhuma separação fundamental entre a mente e o corpo, embora a divisão seja mantida na maneira como usamos a linguagem, e em palavras como *mente* e *corpo*, que fazem ambos parecerem fundamentalmente separados. A maneira como a consciência surge do cérebro material continua a ser o mistério que sempre foi.
5. A primeira Nobre Verdade do Buda é que existe o sofrimento. Eis a definição clássica de *dukkha* do Buda: "Agora esta, monges, é a Nobre Verdade de *dukkha*: o nascimento é *dukkha*, o envelhecimento é *dukkha*; a tristeza, a lamentação, a dor, o pesar e o desespero são *dukkha*; a associação com os mal-amados é *dukkha*; a separação dos amados é *dukkha*; não obter o que é desejado é *dukkha*, os cinco agregados são *dukkha*" (disponível em:

<www.accesstoinsight.org/ptf/dhamma/sacca/sacca1/index.html>; acesso em: 4 de dezembro de 2014).
6. Visão correta ou sábia, intenção, fala, ação, subsistência, esforço, atenção plena e concentração.
7. Jon Kabat-Zinn, *Full Catastrophe Living: Using the Wisdom of Your Body and Mind to Face Stress, Pain and Illness* (Nova York: Dell, 1990), p. 163.
8. Jon Kabat-Zinn, *Mindfulness for Beginners* (Boulder: Sounds True, 2011), p. 18; Kabat-Zinn, *Full Catastrophe Living*, pp. 96-7.
9. Georges Dreyfus, "Is Mindfulness Present-centered and Nonjudgmental? A Discussion of the Cognitive Dimensions of Mindfulness", *in* Williams e Kabat-Zinn, *Mindfulness*, pp. 41-54.
10. John Dunne, "Toward an Understanding of Non-dual Mindfulness", *in* Williams e Kabat-Zinn, *Mindfulness*, pp. 71-88.
11. Jon Kabat-Zinn e Richard J. Davidson, *The Mind's Own Physician: A Scientific Dialogue with the Dalai Lama on the Healing Power of Meditation* (Oakland, Califórnia: New Harbinger, 2011), pp. 56-7.
12. John D. Teasdale e Michael Chaskalson, "How Does Mindfulness Transform Suffering? I: The Nature and Origins of *Dukkha*", *in* Williams e Kabat-Zinn, *Mindfulness*, pp. 89-102; John D. Teasdale e Michael Chaskalson, "How Does Mindfulness Transform Suffering? II: The Transformation of *Dukkha*", *in* Williams e Kabat-Zinn, *Mindfulness*, pp. 103-24.
13. Jon Kabat-Zinn, prefácio de Donald McCown, Diane Reibel e Marc S. Micozzi, *Teaching Mindfulness* (Nova York: Springer, 2010), p. xix.
14. Consulte Daniel Goleman (org.), *Healing Emotions: Conversations with the Dalai Lama on Mindfulness, Emotions and Health* (Boston: Shambhala, 2003), pp. 113-44.
15. Várias agências colocam a população mundial em 2012 em torno de 7 bilhões. Em 1990, esse número era aproximadamente 5,5 bilhões.
16. Goleman, *Healing Emotions*, pp. 189-200.
17. Mark Allen *et al.*, "Participants' Experiences of Mindfulness-Based Cognitive Therapy: 'It Changed Me in Just about Every Way Possible'", *Behavioural and Cognitive Psychology* 37 (2009): pp. 413-30.
18. Consulte notas 9 e 10, por exemplo.

19. Jon Kabat-Zinn, "Two Ways to Think about Meditation", *in Coming to Our Senses*, pp. 64-8.
20. Bhikkhu Bodhi, "What Does Mindfulness Really Mean? A Canonical Perspective", *in* Williams e Kabat-Zinn, *Mindfulness*, pp. 19-39.
21. Jon Kabat-Zinn *et al.*, "Influence of a Mindfulness-Based Stress Reduction Intervention on Rates of Skin Clearing in Patients with Moderate to Severe Psoriasis Undergoing Phototherapy(UVB) and Photochemotherapy (PUVA)", *Psychosomatic Medicine* 60, nº 5 (1998): pp. 625-32.
22. Britta K. Hölzel *et al.*, "Mindfulness Practice Leads to Increases in Regional Brain Gray Matter Density", *Psychiatry Research* 191, nº 1 (2011): pp. 36-43; Britta K. Hölzel *et al.*, "Stress Reduction Correlates with Structural Changes in the Amygdala", *Social Cognitive Affective Neuroscience* 5, nº 1 (2010): pp. 11-7.
23. Melissa A. Rosenkranz *et al.*, "A Comparison of Mindfulnessbased Stress Reduction and an Active Control in Modulation of Neurogenic Inflammation", *Brain Behavior and Immunity* 27 (2013): pp. 174-84.
24. Jon Kabat-Zinn, "Participatory Medicine", *Journal of the European Academy of Dermatology and Venereology* 14 (2000): pp. 239-40.
25. Consulte "Healing the Body Politic", *in* Kabat-Zinn, *Coming to Our Senses*, pp. 499-580.
26. Estudos adicionais e fontes sobre a atenção plena:

    Jon Kabat-Zinn, "An Outpatient Program in Behavioral Medicine for Chronic Pain Patients Based on the Practice of Mindfulness Meditation: Theoretical Considerations and Preliminary Results", *General Hospital Psychiatry* 4, nº 1 (1982): pp. 33-47.

    Jon Kabat-Zinn, Leslie Lipworth e Robert Burney, "The Clinical Use of Mindfulness Meditation for the Self-Regulation of Chronic Pain", *Journal of Behavioral Medicine* 8, nº 2 (1985): pp. 163-90.

    Jon Kabat-Zinn *et al.*, "Four Year Follow-Up of a Meditation-Based Program for the Self-Regulation of Chronic Pain: Treatment Outcomes and Compliance", *Clinical Journal of Pain* 2, nº 3 (1986): pp. 159-73.

Jon Kabat-Zinn e Ann Chapman-Waldrop, "Compliance with an Outpatient Stress Reduction Program: Rates and Predictors of Completion", *Journal of Behavioral Medicine* 11, nº 4 (1988): pp. 333-52.

Richard J. Davidson *et al.*, "Alterations in Brain and Immune Function Produced by Mindfulness Meditation", *Psychosomatic Medicine* 65, nº 4 (2003): pp. 564-70

Jon Kabat-Zinn, "Mindfulness-Based Interventions in Context: Past, Present, and Future", *Clinical Psychology: Science and Practice* 10, nº 2 (2003): pp. 144-56.

David S. Ludwig e Jon Kabat-Zinn, "Mindfulness in Medicine", *Journal of the American Medical Association* 300, nº 11 (2008): pp. 1350-352.

Capítulo 9

1. Aaron T. Beck *et al.*, *Cognitive Therapy of Depression* (Nova York: Guilford Press, 1979); Christine Favre e Lucio Bizzini, "Some Contributions of Piaget's Genetic Epistemology and Psychology to Cognitive Therapy", *Clinical Psychology and Psychotherapy* 2, nº 1 (1995), p. 15-23.
2. Michael E. Addis e Christopher R. Martell, *Overcoming Depression One Step at a Time: The New Behavioral Activation Approach to Getting Your Life Back* (Oakland, Califórnia: New Harbinger Publications, 2004).
3. Jeremy D. Safran e Zindel V. Segal, *Interpersonal Processes in Cognitive Therapy* (Nova York: Basis Books, 1990), p. 117.
4. Zindel V. Segal, John D. Teasdale e J. Mark G. Williams, *Mindfulness-Based Cognitive Therapy for Depression: A New Approach to Preventing Relapse* (Nova York: Guilford Press, 2002); Jeremy D. Safran, "Psychoanalysis and Buddhism as Cultural Institutions", *in Psychoanalysis and Buddhism: An Unfolding Dialogue*, organizado por Jeremy D. Safran (Somerville: Wisdom Publications, 2003).
5. Jean Piaget e Bärbel Inhelder, *The Child's Conception of Space* (Paris: PUF, 1948).
6. Para uma descrição mais completa do "exercício da uva-passa", consulte a p. 150.

7. Lucio Bizzini, Véra Bizzini e Christine Favre, *Comment soigner la dépression gériatrique: Le manuel de traitement de groupe CTDS (Cognitive Therapy with Decentering Strategies)* (Genebra: Trajets, 1999), p. 66.
8. Segal *et al.*, *Mindfulness-Based Cognitive Therapy for Depression*, pp. 109-10.
9. Lucio Bizzini *et al.*, "Mindfulness et dépression", *Santé mentale*, nº 147 (2010): pp. 69-72; Guido Bondolfi *et al.*, "Depression Relapse Prophylaxis with Mindfulness-Based Cognitive Therapy: Replication and Extension in the Swiss Health Care System", *Journal of Affective Disorders* 122, nº 3 (2010): pp. 224-31.
10. Pierre Philippot e Zindel V. Segal, "Mindfulness-Based Psychological Interventions: Developing Emotional Awareness for Better Being", *Journal of Consciousness Studies* 16, nº 10-12 (2009): pp. 285-306.
11. Segal *et al.*, *Mindfulness-Based Cognitive Therapy for Depression*, p. 206.
12. Rumi, "The Guest House", extraído de *Selected Poems: The Essential Rumi*, traduzido por Coleman Barks (Nova York: Penguin Classics, 2004), p. 109.
13. Segal *et al.*, *Mindfulness-Based Cognitive Therapy for Depression*, p. 202.
14. Consulte James Carmody e Ruth A. Baer, "Relationships between Mindfulness Practice and Levels of Mindfulness, Medical and Psychological Symptoms and Well-being in a Mindfulness-Based Stress Reduction Program", *Journal of Behavioral Medicine* 31, nº 1 (2008): pp. 23-33; Filip Raes *et al.*, "Mindfulness and Reduced Cognitive Reactivity to Sad Mood: Evidence from a Correlational Study and a Non-Randomized Waiting List Controlled Study", *Behaviour Research and Therapy* 47, nº 7 (2009): pp. 623-27.
15. Emily L. B. Lykins e Ruth A. Baer, "Psychological Functioning in a Sample of Long-Term Practitioners of Mindfulness Meditation", *Journal of Cognitive Psychotherapy* 23, nº 3 (2009): pp. 226-41.
16. James Carmody, "Evolving Conceptions of Mindfulness in Clinical Settings", *Journal of Cognitive Psychotherapy* 23, nº 3 (2009): pp. 270-80.

17. Como leitura adicional: Jon Kabat-Zinn, *Full Catastrophe Living: Using the Wisdom of Your Body and Mind to Face Stress, Pain and Illness* (Nova York: Dell, 1990).

    Jon Kabat-Zinn, *Wherever You Go, There You Are: Mindfulness Meditation in Everyday Life* (Nova York: Hyperion, 1994).

    J. Mark G. Williams *et al.*, *The Mindful Way through Depression: Freeing Yourself from Chronic Unhappiness* (Nova York: Guilford, 2007).

Capítulo 10

1. Sogyal Rinpoche, *The Tibetan Book of Living and Dying* (Harper-SanFrancisco, 2002), pp. 69-74.
2. Stan Tomamdl, *Coma Work and Palliative Care* (N.p.: Interactive Media, 1991), disponível com o autor; consulte <www.comacommunication.com> (acesso em: 4 de dezembro de 2014) para as informações de contato.
3. Caroline Garland, *Understanding Trauma: A Psychoanalytic Approach* (Londres: Karnac Books, 2004), p. 10.
4. Gaston Bachelard, *The Poetics of Space* (Boston: Beacon Press, 1994), p. xix.
5. Rainer Maria Rilke, *Letters to a Young Poet*, trad. M. D. Herter Norton (Nova York: W. W. Norton and Co., 2004), p. 52.
6. Thomas F. Walshe, *Favourite Poems We Learned in School* (Cork, Irlanda: Mercier Press Ltd., 1993), p. 44.
7. Irvin D. Yalom e Carlos Greaves, "Group Therapy with the Terminally Ill", *American Journal of Psychiatry* 134, nº 4 (1977): pp. 396-400.
8. Scott R. Bishop *et al.*, "Mindfulness: A Proposed Operational Definition", *Clinical Psychology: Science and Practice* 11, nº 3 (2004): pp. 230-41.
9. Como leitura adicional:

    Ruth A. Baer, "Mindfulness Training as a Clinical Intervention: A Conceptual and Empirical Review", *Clinical Psychology: Science and Practice* 10, nº 2 (2003): pp. 125-43.

    Trish Bartley, *Mindfulness-Based Cognitive Therapy for Cancer* (Chichester, Reino Unido: Wiley-Blackwell, 2011).

Richard J. Davidson *et al.*, "Alterations in Brain and Immune Function Produced by Mindfulness Meditation", *Psychosomatic Medicine* 65, nº 4 (2003): pp. 564-70.

Mircea Eliade, *The Myth of the Eternal Return: Cosmos and History*, traduzido por Willard R. Trask (Princeton: Princeton University Press, 1971).

Viktor E. Frankl, *Man's Search for Meaning* (Londres: Hodder & Stoughton, 2006).

Paul Grossman *et al.*, "Mindfulness-Based Stress Reduction and Health Benefits: A Meta-Analysis", *Journal of Psychosomatic Research* 57, nº 1 (2004): pp. 35-43.

Jon Kabat-Zinn, *Full Catastrophe Living: Using the Wisdom of Your Body and Mind to Face Stress, Pain and Illness* (Nova York: Dell, 1990).

Jon Kabat-Zinn, *Wherever You Go, There You Are: Mindfulness Meditation in Everyday Life* (Nova York: Hyperion, 1994).

Robert Kegan, *The Evolving Self* (Cambridge, Massachusetts: Harvard University Press, 1982).

Saki F. Santorelli, *Heal Thy Self* (Nova York: Bell Tower, 1999).

J. Mark G. Williams *et al.*, *The Mindful Way through Depression: Freeing Yourself from Chronic Unhappiness* (Nova York: Guilford, 2007).

Capítulo 11

1. O Institut de Formation en Soins Infirmiers (IFSI) é uma associação francesa para o treinamento de enfermeiros. A experiência de treinamento na escolha de enfermagem IFSI Nord em Marselha foi descrita em Geneviève Botti *et al.*, "Prévention du stress, une experience en formation infirmiere", *Soins — La Revue de Reference Infirmiere*, nº 736 (jun. 2009): pp. 24-7.
2. Richard Held e Alan Hein, "Movement-Produced Stimulation in the Development of Visually Guided Behavior", *Journal of Comparative and Physiological Psychology* 56, nº 5 (1963): pp. 872-76.
3. Francisco Varela, *Ethical Know-How: Action, Wisdom, and Cognition* (Stanford University Press, 1999), p. 4.

Capítulo 12

1. Samdhong Rinpoche, *Uncompromising Truth for a Compromised World: Tibetan Buddhism and Today's World* (Bloomington: World Wisdom, 2006), p. 200.
2. Website do Health and Safety Executive, disponível em: <www.hse.gov.uk/statistics/causdis/stress/index.htm>. Acesso em: 4 de dezembro de 2014.
3. De acordo com a Prison Officers Association, no Reino Unido, a expectativa de vida média para seus membros depois da aposentadoria é de dezoito meses a dois anos. Esses números são respaldados por uma pesquisa realizada pelo U.S. National Institute of Corrections, que constatou que, após vinte anos de serviço, a expectativa de vida do agente penitenciário médio era de 58 anos de idade (consulte Tony Thompson, "Poor Food and Stress 'Responsible for Rising Number of Deaths in UK Prisons'", *The Observer,* 8 de agosto de 2010).
4. Esse método particular de usar a música como foco nos foi mostrado por Ato Rinpoche, professor de meditação tibetano que reside em Cambridge; na ocasião, ele dava aulas de meditação durante alguns dias por mês em nosso centro em Londres.
5. S. S. Dalai Lama, *Kindness* (Ithaca, N.Y.: Snow Lion Publications, 1990), p. 48.
6. Meditação baseada na prática descrita por Sogyal Rinpoche em *The Tibetan Book of Living and Dying* (HarperSanFrancisco, 2002), p. 200.
7. *Ibidem,* 191.

Os colaboradores

Ursula Bates é psicóloga clínica e analista de grupo com interesse no campo da psico-oncologia e desenvolvimento de pessoal. É diretora de serviços psicossociais e relacionados com a perda no Blackrock Hospice em Dublin, na Irlanda, e oferece serviços clínicos para os pacientes que recebem cuidados paliativos no St. Vincent's University Hospital, em Dublin. Em 2003, apresentou a pacientes de oncologia e paliativos abordagens baseadas na atenção plena, bem como a cuidadores que sofreram perda em serviços de saúde públicos na Irlanda, tanto no St. Vincent's quanto no Blackrock Hospice.

Lucio Bizzini é psicólogo, psicoterapeuta e membro fundador da Swiss Association of Cognitive Psychotherapy. Desempenha sua atividade profissional no Departamento de Psiquiatria do Hôpitaux Universitaires de Genève, na Suíça, onde trabalha no Programa de Tratamento à Depressão. Há mais de vinte anos trata de pacientes que sofrem de depressão, e foi um dos primeiros professores de Terapia Cognitiva Baseada na Atenção Plena treinados pelos pioneiros dessa abordagem.

Dr. Bizzini vem organizando grupos de MBCT desde 2000 para pacientes que sofrem de depressão. Ele oferece inúmeros cursos, seminários e retiros em colaboração com os fundadores dessa abordagem (Zindel Segal e Mark Williams), e com colegas na Suíça, França, Bélgica e Itália. É membro honorário da Association for the Development of Mindfulness.

Cathy Blanc é médica, homeopata e acupunturista. Fundou a Association Tonglen em 1994, que traduz valores humanos e espirituais universais em cuidados seculares para doentes terminais e aqueles que estão passando por dificuldades. Além de trabalhar com indivíduos, a Association Tonglen também colabora vigorosamente com várias unidades hospitalares na França para desenvolver valores como compaixão, presença, e para ensinar a ouvir profundamente em programas de treinamento para profissionais da área de saúde.

Além de atuar como presidente da Association Tonglen, a dra. Blanc é instrutora sênior, coordenadora nacional francesa e gerente de treinamento no Programa de Educação de Cuidados Espirituais da Rigpa, apresentando também palestras nessa função. Ela costuma ser convidada por outras organizações para dirigir seminários sobre prestação de cuidados, bem como treinamentos no gerenciamento de crises. Oferece regularmente na Europa seminários, conferências e palestras para profissionais da área de saúde e assistentes sociais. Pratica a meditação na tradição cristã desde o final da década de 1970, e a meditação budista tibetana desde 1989.

DANIEL GOLEMAN é um psicólogo internacionalmente conhecido que com frequência ministra palestras a grupos profissionais e públicos empresariais, bem como em *campus* universitários. É jornalista científico premiado, tendo escrito sobre o cérebro e ciências comportamentais para o *New York Times* durante muitos anos. Seu livro *Inteligência emocional* tornou-se *best-seller* em muitos países. Também escreveu livros sobre autoengano, criatividade, transparência, meditação, aprendizado social e emocional, alfabetização ecológica e a crise ecológica.

Goleman é cofundador do Collaborative for Academic, Social, and Emotional Learning (Casel), agora na Universidade de Illinois, em Chicago. A missão da Casel é levar programas baseados em evidências na alfabetização emocional para escolas pelo mundo afora. Atualmente ele é codiretor do Consortium for Research on Emotionial Intelligence in Organizations na Universidade Rutgers. O consórcio promove parcerias de pesquisa entre pesquisadores acadêmicos e praticantes sobre o papel que a inteligência emocional desempenha na excelência.

Ele é membro do conselho administrativo do Mind and Life Institute, que promove diálogo e colaborações de pesquisa entre praticantes da contemplação e cientistas. Goleman organizou uma série de intensos diálogos entre Sua Santidade, o Dalai Lama e cientistas, que resultaram nos livros *Healthy Emotions* e *Destructi-*

ve Emotions. Atualmente está organizando um livro que emergiu do diálogo no Mind and Life Institute sobre ecologia, interdependência e ética em 2011.

Jon Kabat-Zinn é cientista, escritor e professor de meditação envolvido em levar a atenção plena à comunidade da medicina e à sociedade. Ele dá palestras e seminários para o público no mundo inteiro sobre a atenção plena e suas aplicações. É professor emérito de medicina da Escola de Medicina da Universidade de Massachusets, em Worcester, Massachusetts, onde foi diretor-executivo e fundador do Center for Mindfulness in Medicine, Health Care, and Society, além de fundador de sua mundialmente famosa Stress Reduction Clinic.

Também é membro do conselho administrativo do Mind and Life Institute. É autor de inúmeros livros, entre eles: *Full Catastrophe Living: Using the Wisdom of Your Body and Mind to Face Stress, Pain and Illness* e *Wherever You Go, There You Are: Mindfulness Meditation in Everyday Life*. É coautor, com Richard Davidson, de *The Mind's Own Physician: A Scientific Dialogue with the Dalai Lama on the Healing Power of Meditation*, e coautor, com sua esposa, Myla, de *Everyday Blessings: The Inner Work of Mindful Parenting*.

O trabalho de Kabat-Zinn contribuiu para um crescente movimento de atenção plena em áreas e instituições importantes de nossa sociedade, como o direito, o esporte profissional, a medicina, os cuidados com a saúde, além de hospitais, escolas, corporações e prisões.

Sara W. Lazar é neurocientista do Departamento de Psiquiatria do Massachusetts General Hospital e instrutora de psicologia na Escola de Medicina de Harvard. Sua pesquisa se concentra em estudar os mecanismos neurais que formam a base do yoga e da meditação, tanto em ambientes clínicos quanto com pessoas saudáveis, com ênfase em promover e preservar a saúde e o bem-estar deles. Um dos principais focos de seu trabalho é determinar como o yoga e a meditação influenciam a estrutura do cérebro, e como essas mudanças influenciam o comportamento. Ela pratica yoga e meditação da atenção plena desde 1994, e é membro do conselho administrativo do Institute for Meditation and Psychotherapy.

EDEL MAEX é psicólogo do ZNA St. Elisabeth Hospital, em Antuérpia, Bélgica. É praticante de longa data do zen-budismo e aluno de Frank De Waele Sensei, na Tradição da Ameixeira Branca. Tornou-se conhecido como um dos pioneiros do treinamento de atenção plena no ambiente médico, sendo autor de um manual de redução do estresse publicado em holandês: *Mindfulness, in de maalstroom van je leven* (*Relieving Stress Through Mindfulness: An Eight-Week Training Programme*), que foi traduzido para o francês e o alemão. É secretário-geral da União Budista da Bélgica.

ROSAMUND OLIVER é psicoterapeuta registrada no United Kingdom Council for Psychotherapy (UKCP), tendo o European Certificate of Psychotherapy (ECP). Ela trabalhou com pacientes idosos que sofreram perdas em um grande hospital-escola em Londres, tendo também lecionado para enfermeiros no St. Joseph's Hospice, e criado e dirigido conjuntamente um projeto de meditação para a prisão.

Sendo instrutora internacional para o Programa de Cuidados Espirituais da Rigpa, oferece seminários para profissionais em muitos países. Conduziu seminários de psicoterapia na África do Sul e fez um extenso treinamento em meditação e budismo, participando inclusive de um retiro de três anos. É aluna do mestre budista tibetano Sogyal Rinpoche desde 1981 e instrutora internacional sênior da Rigpa. Também recebeu a distinção Freedom of the City of London em reconhecimento ao seu trabalho em Londres.

JETSÜN KHANDRO RINPOCHE é a filha mais velha do falecido Mindrolling Trichen, que era o detentor da linhagem mindrolling, uma das seis principais linhagens da escola Nyingma do budismo tibetano. Ela vem ensinando amplamente as tradições kagyu e nyingma na América do Norte, na Europa e na Ásia desde 1992.

Khandro Rinpoche criou e dirige o Centro de Retiro Samten TSE em Mussoorie, na Índia — um lugar de estudo e de retiro para praticantes monásticos e leigos do Oriente e do Ocidente. Também é fundadora do Lotus Garden Retreat Center na área rural de Stanley, na Virgínia, Estados Unidos, e está ativamente envolvida com a administração do Mosteiro Mindrolling em Dehra Dun, na

Índia. É autora de *This Precious Life: Tibetan Buddhist Teachings on the Path to Enlightenment*.

Khandro Rinpoche também dirige uma variedade de projetos beneficentes, entre eles de apoio para pacientes leprosos, de cuidados com a saúde e domiciliares para idosos, de construção de hospitais e escolas, além de patrocinar estudantes e monges.

SOGYAL RINPOCHE é um dos mestres budistas mais conhecidos de nossa época. Nascido e criado no Tibete, estudou com vários dos grandes mestres do século XX, entre eles, Jamyang Khyentse Chökyi Lodrö, Dudjom Rinpoche e Dilgo Khyentse Rinpoche. Em 1971, Sogyal Rinpoche foi para a Inglaterra, onde cursou Religião Comparada na Universidade de Cambridge. Passou quase quarenta anos viajando para diversos países pelo mundo afora, transmitindo a sabedoria dos ensinamentos do Buda e apresentando a meditação a milhares de pessoas.

Sogyal Rinpoche é o fundador e diretor espiritual da Rigpa, uma rede internacional de mais de 130 centros budistas e grupos em 41 países ao redor do mundo. Seu livro pioneiro, *The Tibetan Book of Living and Dying*, foi aclamado como um clássico espiritual. Três milhões de exemplares foram impressos em 34 idiomas, e o livro está disponível em oitenta países.

ERIKA ROSENBERG é pesquisadora de emoções, psicóloga da saúde, educadora de vida emocional e especialista em avaliar expressões faciais usando o Sistema de Codificação da Ação Facial. Na sua pesquisa sobre emoção, examinou como os sentimentos são revelados em nossas expressões faciais, como os fatores sociais influenciam os sinais emocionais e como a raiva afeta a saúde cardiovascular.

Rosenberg é pesquisadora do Center for Mind and Brain da Universidade da Califórnia, Davis, e pesquisadora sênior do Projeto Shamatha, um estudo multidisciplinar sobre quanto a meditação intensiva afeta a cognição, a emoção e a neurofisiologia. É coautora e professora sênior do curso de Treinamento do Cultivo da Compaixão desenvolvido na Universidade Stanford. Pratica meditação há mais de vinte anos e atua no corpo docente do Nyingma Institute of Tibetan Studies, em Berkeley, onde ministra cursos de meditação e oferece seminários sobre o desenvolvimento da atenção plena e da compaixão, e sobre como lidar com as emoções na vida cotidiana.

FRÉDÉRIC ROSENFELD é médico e psiquiatra da Clinique Lyon Lumière, em Meyzieu, França. Tem formação em neurociência e terapia cognitiva comportamental, e combina sua pesquisa com a experiência clínica no tratamento dos pacientes, o que inclui a aplicação de meditação em um ambiente médico. O dr. Rosenfeld desempenhou um importante papel na disseminação dessas aplicações na França, em particular com a publicação de seu livro *Méditer c'est se soigner*. Ele pratica vipassana, zen e *tai chi* há vários anos.

CLIFFORD SARON é cientista pesquisador adjunto do Center for Mind and Brain e do Mind Institute da Universidade da Califórnia, Davis. Há muito tempo, Saron se interessa pelos efeitos da prática da meditação no cérebro e no comportamento. Ele atuou como membro do corpo docente no Mind and Life Summer Research Institute e atualmente é membro do Conselho de Programa e Pesquisa do Mind and Life Institute. No início da década de 1990 — em colaboração com José Cabezón, Richard Davidson, Francisco Varela, B. Alan Wallace e outros, sob os auspícios do gabinete particular de Sua Santidade, o Dalai Lama e do Mind and Life Institute —, esteve inteiramente envolvido em um projeto de pesquisa de campo que investigou o treinamento mental do budismo tibetano.

Saron é o principal pesquisador do Projeto Shamatha, trabalhando em colaboração com o estudioso budista B. Alan Wallace e auxiliado por um grupo de mais de trinta cientistas e pesquisadores da Universidade da Califórnia, Davis, além de outros lugares. O projeto é o estudo mais abrangente de multimétodos até esta data sobre os efeitos da prática intensiva da meditação no longo prazo. Outra pesquisa fundamental de Saron é investigar o cérebro e correlatos comportamentais de processamento sensorial e integração multissensorial em crianças no espectro autista.

Impresso por :

gráfica e editora
Tel.:11 2769-9056